Agoraphobie und Panikstörung

Fortschritte der Psychotherapie
Manuale für die Praxis
herausgegeben von
Prof. Dr. Dietmar Schulte, Prof. Dr. Klaus Grawe
Prof. Dr. Kurt Hahlweg, Prof. Dr. Dieter Vaitl

Band 3

Agoraphobie und Panikstörung

von

Silvia Schneider
und
Jürgen Margraf

Hogrefe • Verlag für Psychologie
Göttingen • Bern • Toronto • Seattle

Agoraphobie und Panikstörung

von

Silvia Schneider
und
Jürgen Margraf

Hogrefe · Verlag für Psychologie
Göttingen · Bern · Toronto · Seattle

Dr. Silvia Schneider, geb. 1962. 1981-1987 Studium der Psychologie in Mannheim und Marburg. 1988-1993 Wissenschaftliche Mitarbeiterin an der Universität Marburg und der FU Berlin. 1992 Promotion. 1993-1997 Institutsleiterin der Christoph-Dornier-Stiftung für Klinische Psychologie an der TU Dresden und seit 1998 Habilitationsstipendiatin der Deutschen Forschungsgemeinschaft.

Prof. Dr. Jürgen Margraf, geb. 1956. 1975-1982 Studium der Psychologie, Soziologie und Physiologie in München, Brüssel, Kiel und Tübingen. 1986 Promotion. 1983-1986 Research Scholar in Psychiatry and Behavioral Sciences an der Stanford University in Stanford. Danach Wissenschaftlicher Mitarbeiter an der Universität Tübingen und Hochschulassistent an der Universität Marburg. 1990 Habilitation. 1990-1992 Vertretung des Lehrstuhls für Klinische Psychologie an der Universität Münster, dann Wechsel auf eine Professur für Klinische Psychologie an der FU Berlin. Seit 1993 Professor für Klinische Psychologie und Psychotherapie an der TU Dresden.

Die Deutsche Bibliothek - CIP-Einheitsaufnahme

Schneider, Silvia : Agoraphobie und Panikstörung / von Silvia Schneider und Jürgen Margraf. - Göttingen ; Bern ; Toronto ; Seattle : Hogrefe, Verl. für Psychologie, 1998
(Fortschritte der Psychotherapie ; Bd. 3)
ISBN 3-8017-1011-4

Satz: DTP Hampe + Hautsch, Göttingen
Druck: Dieterichsche Universitätsbuchdruckerei
W. Fr. Kaestner GmbH & Co. KG, D-37124 Rosdorf/ Göttingen
Printed in Germany
Auf säurefreiem Papier gedruckt

ISBN 3-8017-1011-4

Inhaltsverzeichnis

Einführung

Petra Kellys „Kleine Anfrage" im Bundestag
Petra Kelly stellt im Winter 1990 im Deutschen Bundestag eine „Kleine Anfrage" zu der neuen Frauenkrankheit Panikstörung und Agoraphobie. Zuvor hatte sie in der Zeitschrift EMMA einen Artikel über „Angst – die neue Frauenkrankheit" gelesen. Petra Kelly schneidet den Artikel aus und schickt ihn einer Freundin: „Das ist genau die Krankheit, die ich seit 1983 habe!". Der Bundestag kann jedoch nicht weiterhelfen. Man wisse über dieses Krankheitsbild nur wenig und könne bisher nichts dagegen tun (Schwarzer, 1993).

Die Erfahrung, die Petra Kelly sammeln mußte, machen viele Patienten, die unter Panikanfällen und Agoraphobie leiden. Es benötigt im Durchschnitt sieben Jahre bis die Angsterkrankung richtig diagnostiziert wird und somit einer geeigneten Behandlung unterzogen werden kann. Erst in jüngster Zeit scheint das durch Forschung erlangte reichhaltige Wissen über Erscheinungsbild und Behandlungsmöglichkeiten dieser Krankheitsbilder in der praktischen Arbeit Verbreitung zu finden.

Die eng verknüpften Störungsbilder der Panikstörung und der Agoraphobie galten lange Zeit als kaum behandelbar. In der klinischen Praxis machen sie den größten Teil der Angstpatienten aus. Die Tatsache, daß Anxiolytika die am meisten verordneten Psychopharmaka sind, drückt die große Bedeutung dieser Störungen aus. Beide Beschwerdebilder zeigen langfristig einen ungünstigen Verlauf, bei dem Spontanremissionen nur selten vorkommen. Ohne adäquate professionelle Hilfe führen Panikstörung und Agoraphobie in der Regel für Betroffene und Angehörige zu massiven Beeinträchtigungen der Lebensqualität. Derartige Folgeprobleme stellen wiederum selbst eine Belastung dar. So kommt es oft zu einer „Abwärtsspirale" an deren Ende Depressionen, Alkoholabhängigkeit, Medikamentenmißbrauch und eine stark erhöhte Suizidgefahr stehen können. Ein praktisches Problem ist, daß Panikanfälle sich oft hinter einer rein körperlichen Präsentation verbergen und dann häufig falsch diagnostiziert und behandelt werden. Durch die Konsultation zahlreicher Spezialisten sowie aufwendige und z.T. wiederholte differentialdiagnostische Untersuchungen verursachen die Patienten erhebliche Kosten. Dauermedikation und suboptimale Behandlungen verstärken oft die Chronifizierung der Störungen. Es ist somit nicht verwunderlich, daß Panikstörung und Agoraphobie ein besonders wichtiges Arbeitsfeld für Klinische Psychologie, Psychotherapie, Psychiatrie und ihre Nachbardisziplinen darstellen. In den letzten Jahrzehnten kam es zu bedeutenden neuen Fortschritten beim

Panikstörung und Agoraphobie werden häufig falsch diagnostiziert

Erfolgsgeschichte der Konfrontationstherapien

Verständnis und der Behandlung der Störungen. Nach Marks (1987) ist die Entwicklung und systematische Überprüfung von Konfrontationstherapien eine der „größten Erfolgsgeschichten“ im Bereich der psychischen Gesundheit. Angesichts dieser Erfolge wurde zunächst die Behandlung von Panikpatienten ohne phobischem Vermeidungsverhalten vernachlässigt. Die achtziger Jahre erbrachten aber auch in diesem Bereich mit Hilfe vorwiegend kognitiver Methoden entscheidende Fortschritte. Beide Gruppen von Ansätzen sollen im vorliegenden Kapitel behandelt werden. Zuvor wird jedoch auf das Erscheinungsbild, Störungsmodell und diagnostische Maßnahmen bei Panikstörung und Agoraphobie eingegangen.

1 Beschreibung der Störung

1.1 Bezeichnung

Begriffs-Babylon

Im Laufe von über hundert Jahren wurde eine Vielzahl von diagnostischen Begriffen für die scheinbar unerklärbaren Angstzustände geprägt, die für Panikstörung und Agoraphobie typisch sind. Die verwirrende Vielfalt der Bezeichnungen stellte lange Zeit ein Hindernis für einen fachübergreifenden Fortschritt dar. Je nach Spezialisierung des zuerst aufgesuchten Diagnostikers konnten für ein- und dasselbe Problem eher kardiologisch, neurologisch, psychiatrisch oder psychotherapeutisch klingende Diagnosen vergeben werden. Ein Großteil der in Tabelle 1 aufgeführten Begriffe geht jedoch auf Angststörungen wie Panikanfälle oder Agoraphobien zurück.

Einführung der Begriffe Panikstörung und Agoraphobie

Mit der Einführung des DSM-III (APA, 1980) fanden die Begriffe „Panikstörung“ und „Agoraphobie“ erstmals Eingang in ein Klassifikationssystem. Bis dahin wurden Patienten mit Panikanfällen v.a. der Diagnose Angstneurose, die gleichzeitig auch bei Patienten mit generalisiertem Angstsyndrom gegeben wurde, oder der Diagnose Hysterie zugeordnet. Falls starkes Vermeidungsverhalten im Vordergrund stand, bekamen diese Patienten die Diagnose einer Phobie zugeordnet, ohne die Art der Phobie genauer einzugrenzen. Die Agoraphobie wurde im DSM-III danach unterteilt, ob Panikanfälle auftraten oder nicht (Agoraphobie mit und ohne Panikanfällen). Grundlage für die neue Unterscheidung von plötzlicher Angst und anderen Formen der Angst

Biologische Modelle der Panikstörung

waren biologische Modelle der Panikstörung, die Panikanfälle als eine qualitativ unterschiedliche Form der Angst betrachteten. Aus heutiger Sicht kann diese Modellvorstellung jedoch in vielen Teilen als widerlegt betrachtet werden. In die „Internationale Klassifikation psychischer Störungen (ICD, Weltgesundheitsorganisation) fanden die beiden Störungskategorien erst mit der zehnten Revision Eingang. Die operationalisierten Kriterien decken sich im großen und ganzen mit den Kriterien des DSM.

Tabelle 1:
Bezeichnungen für Panikstörungen und Agoraphobie

Schwerpunkt Angst
Angstneurose, Angsthysterie, Angstreaktion
Endogene bzw. somatische Angst
Phobisches Angst-Depersonalisations-Syndrom
Herzphobie, Herzneurose, Herzhypochondrie
Vasomotorische Neurose
Kardiovaskuläre Neurose
Reizherz, Soldatenherz
Da Costa-Syndrom
Chronisches Hyperventilationssyndrom
Kardiorespiratorisches Syndrom
Schwerpunkt Vermeidungsverhalten
Platzangst, Platzschwindel
Agoraphobie
Panphobie
Polyphobie
Multiple Situationsphobie
Topophobie
Kenophobie
Straßenfurcht
Lokomotorische Angst
Hausfrauensyndrom
Friseurstuhl-Syndrom
Anstrengungsphobie
Schwerpunkt körperliche Symptome
Neurozirkulatorische Asthenie
Neurasthenie
Nervöses Erschöpfungssyndrom
Neurovegetative Störung
(Psycho-)vegetative Labilität, Dysregulation
Vegetative Dystonie
Psychophysischer Erschöpfungszustand
Psychophysisches Erschöpfungssyndrom
Funktionelles kardiovaskuläres Syndrom
Hyperkinetisches Herzsyndrom
Fazit
Die Diagnose hängt v.a. von der Spezialisierung der Diagnostiker ab!

1.2 Definition

1.2.1 Panikstörung (F41.0)

In der modernen Definition der Panikstörung sind zeitlich umgrenzte Episoden („Anfälle") akuter Angst, die mit den synonymen Begriffen Panikattacken, Panikanfälle oder Angstanfälle bezeichnet werden, das Hauptmerkmal der Störung. Charakteristisch ist dabei das plötzliche und z.T. als spontan erlebte Einsetzen unangenehmer Symptome. Spontaneität bedeu-

Spontaneität der Symptome

tet hier, daß die Betroffenen die einsetzenden körperlichen Symptome nicht mit externalen Stimuli (z. B. Höhe, Kaufhaus) in Verbindung bringen bzw. daß die Angst sich nicht einer realen Gefahr zuschreiben läßt. Die häufigsten körperlichen Symptome sind Herzklopfen, Herzrasen, Atemnot, Schwindel, Benommenheit, Schwitzen, und Brustschmerzen sowie Druck

Diagnosekriterien der Panikstörung (F41.0) nach ICD-10

A: Wiederholte Panikanfälle, die oft spontan auftreten und nicht ausschließlich auf eine spezifische Situation, ein spezifisches Objekt, eine reale Gefahr oder besondere Anstrengung bezogen sind.

B: Eine Panikattacke ist eine einzelne Episode intensiver Angst oder Unbehagens. Sie beginnt abrupt und erreicht innerhalb weniger Minuten eine Maximum und dauert mindestens einige Minuten. Es müssen mindestens vier Symptome der folgenden Liste vorhanden sein. Ein Symptom muß dabei aus der Gruppe der ersten vier Symptome stammen:

1. Palpitationen, Herzklopfen oder erhöhte Herzfrequenz
2. Schweißausbrüche
3. fein- oder grobschlägiger Tremor
4. Mundtrockenheit
5. Atembeschwerden
6. Beklemmungsgefühl
7. Thoraxschmerzen und -mißempfindungen
8. Nausea oder abdominale Mißempfindungen (z. B. Unruhegefühl im Magen)
9. Gefühl von Schwindel, Unsicherheit, Schwäche oder Benommenheit
10. Gefühl, die Objekte sind unwirklich (Derealisation) oder man selbst ist weit entfernt oder nicht wirklich hier (Depersonalisation)
11. Angst vor Kontrollverlust, verrückt zu werden oder „auszuflippen"
12. Angst zu sterben

C: Ausschlußkriterium: Die Panikattacken dürfen nicht Folge einer körperlichen, organischen psychischen Störung oder anderen psychischen Störung sein.

Aufgrund der großen Variationsbreite in der Auftretenshäufigkeit von Panikanfällen werden in der ICD-10 zwei Schweregrade unterschieden. Bei mindestens vier Panikanfällen in vier Wochen wird die Panikstörung als mittelgradig (F41.00) eingestuft, bei mindestens vier Panikanfällen pro Woche über einen Zeitraum von vier Wochen wird eine schwere Panikstörung (F41.01) diagnostiziert.

oder Engegefühl in der Brust. Neben körperlichen Symptomen treten üblicherweise kognitive Symptome auf, die die mögliche Bedeutung dieser somatischen Empfindungen betreffen, z. B. „Angst zu sterben", „Angst, verrückt zu werden" oder „Angst, die Kontrolle zu verlieren". Während eines Panikanfalls zeigen die Patienten oft ausgeprägt hilfesuchende Verhaltensweisen: Sie suchen den Notarzt auf, bitten Angehörige um Hilfe oder nehmen beruhigende Medikamente ein. Tritt der Panikanfall an einem öffentlichen Ort auf wie z. B. dem Supermarkt, so versuchen die Patienten, diesen Ort möglichst schnell zu verlassen und an einen sicheren Ort zu flüchten.

Hilfesuchendes Verhalten

Systematische deskriptive Daten zeigen übereinstimmend, daß Herzklopfen/-rasen, Schwindel/Benommenheit und Atemnot die am häufigsten wahrgenommenen Symptome während eines Panikanfalls sind. Die durchschnittliche Dauer eines Panikanfalls beträgt 30 Minuten (mit großer Streubreite). Interessanterweise gibt es eine ausgeprägte retrospektive Verzerrungstendenz: rückblickend schildern die Patienten eher prototypische und besonders schwere Panikanfälle (Gespräch nach einer Woche oder später), bei sofortiger Befunderhebung gleich nach dem Anfall (per standardisiertem Tagebuch) hingegen werden die Panikanfälle mit moderater Intensität und einer begrenzten Anzahl von Symptomen geschildert. Die physiologische Untersuchung von Panikanfällen in der natürlichen Umgebung der Patienten mit Hilfe von tragbaren Meßgeräten relativieren ebenfalls die meist dramatisch anmutenden retrospektiven Aussagen der Patienten: Während ihrer Panikanfälle zeigen Panikpatienten nur vereinzelt drastische Anstiege in der Herzfrequenz, bei dem größten Teil der Panikanfälle kommt es dagegen lediglich zu einem geringen Anstieg der Herzfrequenz. In der bisher größten untersuchten Stichprobe zeigte sich ein durchschnittlicher Herzfrequenzanstieg von 11 Schlägen pro Minute bei spontanen und acht Schlägen bei situativen Panikanfällen. Es zeigt sich also eine deutliche Diskrepanz zwischen der geringen tatsächlichen körperlichen Erregung während der Panikanfälle und dem massiven subjektiven Erleben körperlicher Symptome. Dies weist daraufhin, daß körperliche Symptome von Panikpatienten in übermäßiger Weise als bedrohlich bewertet werden. Wichtig ist darüber hinaus, daß auch für sogenannte „spontane" Panikanfälle Auslöser vorliegen. In den meisten Fällen handelt es sich dabei um körperinterne Reize wie die Wahrnehmung von Herzklopfen oder Atembeschwerden. Seltener stehen auch Gedanken oder Vorstellungsbilder am Anfang eines Panikanfalls (z. B. „Ich könnte an einem Herzinfarkt sterben").

Retrospektive Verzerrung von Panikanfällen

Ambulante Messungen

> **Beachte:** Die Belastung durch die Panikanfälle entsteht v. a. durch die Bewertung der in der Regel nur moderaten körperlichen Veränderungen als gefährlich. Somit muß die Behandlung der Panikanfälle an der Bewertung körperlicher Symptome als gefährlich ansetzen.

„... und eine Todesangst; ich dachte, ich würde sterben“

Ich war mit einer Freundin unterwegs zum Einkaufen, also mit dem Auto unterwegs. Als wir in Gießen ankamen, wir waren gerade schön im Gespräch, wurde mir auf einmal ganz übel. Also vom Kopf aus in den Bauch, in die Beine, als ob ich jeden Moment ohnmächtig werde. Herzrasen, ich bin dann auf die Seite gefahren, geparkt. Und sag' zu meiner Freundin: Also, es geht absolut nicht weiter, mir wird schlecht. Ich muß sofort zum Arzt. Und Beklemmung in der Brust, Atemnot und eine Todesangst; ich dachte, ich würde sterben. Und wir waren abseits, also nicht direkt innen in der Innenstadt, das war ziemlich abseits. Nun wußte ich auch irgendwie, daß kein Arzt in der Nähe war. Also, das war mir irgendwie bewußt, obwohl ich meiner Freundin sagte, sie soll mal rumschauen, ob irgendwo ein Schild mit 'nem Arzt da war. Aber es war nicht ... Ich habe dann eine Weile gesessen, die Angst war also extrem stark. Und dann immer die Angst, in Ohnmacht zu fallen. Und dann hatte ich den Wunsch, möglichst schnell weg zu kommen, nach Hause. Also, wenn ich's nicht zum Arzt schaffe, dann wenigstens nach Hause. Nach 'ner Weile dachte ich, ich versuch's wenigstens nach Hause zu fahren. Wieder umgedreht, zurückgefahren, bin vielleicht 100, 200 m gefahren, das gleiche wieder. Mitten auf der Kreuzung ging das los. Da wußte ich allerdings, daß ich in der Nähe vom Bahnhof war und da ist die Bahnhofsmission. Sind wir dorthin gefahren, das Auto geparkt. Meine Freundin brachte mich dorthin, gleiche Symptome wieder, Todesangst. Dann kam noch dazu Zittern, und Eiseskälte. Und Weinen. Die Schwester hat dann Blutdruck gemessen und sie sagte: „Alles normal“ Dann nach 'ner Weile war mir schon bewußt, daß das wirklich nichts körperliches, keine Krankheit war. Nur ich hatte wieder so den Wunsch ins Krankenhaus. Dann haben die einen Krankenwagen geholt, ich ins Krankenhaus. Da haben die natürlich das Blut untersucht. EKG gemacht und nun mußte ich abwarten. Dann kam der Arzt zurück, EKG normal, Blut normal und inzwischen ging es mir auch wieder besser. Als ich schon im Krankenhaus drin war und der Arzt sich um mich bemühte, ging es mir schon etwas besser und, das muß ich dazu sagen, das war meistens so, nach jedem Krankenhausaufenthalt. Im Krankenwagen ging es mir nicht schnell genug und sobald ich dann dort ankomme und die sich gleich um mich bemühen, da geht es mir schon wieder besser. Wenn ich aber noch 'ne Weile liegen muß, dann steigert sich das wieder. Die Schmerzen und die Beklemmungen. Aber sobald ich merke, der Arzt ist da, dann geht's mir wieder besser.

Unterschiede zwischen ICD-10 und DSM-IV

Die Diagnosekriterien im DSM-IV, das seit 1994 in Kraft ist, unterscheiden sich von denen der ICD-10 in den folgenden Punkten: Die Kriterien eines Panikanfalls werden nicht unter der Panikstörung aufgeführt, sondern separat den spezifischen Angststörungen vorangestellt. Hiermit soll der Beobachtung Rechnung getragen werden, daß Panikanfälle auch im Kontext anderer Angststörungen auftreten. Es wird festgelegt, daß unerwartete oder situationsbegünstigte Panikanfälle für die Panikstörung und situationsgebundene Panikanfälle für spezifische Phobie und Sozialphobie charakteristisch sind. Unter einem situationsbegünstigten Panikanfall wird ein Anfall verstanden, dessen Auftreten bei der Konfrontation mit einem situativen Reiz wahrscheinlicher ist, der aber nicht zwangsläufig sofort und immer mit Auftreten des Reizes ausgelöst wird. So beschreiben viele Patienten, nicht jedes Mal bei dem Besuch eines Kaufhauses, einen Panikanfall zu haben. Diese Erweiterung der Definition von Panikanfällen macht eine Abkehr von der ursprünglich klaren Trennung von Panikanfällen und phobischer Angst deutlich, die aufgrund systematischer Forschung so nicht haltbar war.

Panikanfälle treten bei fast allen Angststörungen auf

Der bedeutendste Unterschied zwischen DSM-IV und ICD-10 betrifft das folgende Kriterium. Das DSM fordert, daß die betreffende Person sich im Anschluß an einen Panikanfall mindestens einen Monat lang

- über das Auftreten weiterer Panikanfälle oder
- über die Bedeutung der Panikanfälle sorgt oder
- deutliche Verhaltensänderungen infolge des Panikanfalls zeigt.

Sorgen und Verhaltensänderungen aufgrund der Panikanfälle

Dieses eher kognitive Kriterium wurde aufgrund der zahlreichen Forschungsbefunde zu kognitiven Besonderheiten bei Patienten mit Panikstörung in das DSM-IV aufgenommen. Tritt neben den Panikanfällen auch Vermeidungsverhalten auf, wird nach dem DSM-IV eine Panikstörung mit Agoraphobie diagnostiziert.

1.2.2 Agoraphobie (F40.0)

Viele der Patienten mit Panikanfällen entwickeln im Laufe der Zeit Vermeidungsverhalten. Sie beginnen, Orte zu vermeiden, an denen Panikanfälle aufgetreten waren oder an denen im Falle eines Panikanfalls Flucht schwierig oder peinlich wäre. Das Vermeidungsverhalten kann eng umgrenzt sein, kann aber auch in extremen Fällen so stark generalisieren, daß die Betroffenen ohne Begleitung das Haus nicht mehr verlassen können. In seltenen Fällen zeigen die Betroffenen kein offenes Vermeidungsverhalten, sondern ertragen die gefürchteten Situationen unter starker Angst.

Unter dem Begriff der Agoraphobie wird die Vielzahl der Situationen, die diese Patienten vermeiden bzw. fürchten, zusammengefaßt. Agoraphobie in diesem Sinne bezeichnet also nicht nur große, offene Plätze, wie dies vielleicht der griechische Begriff „agora“ nahelegen mag, sondern eine Reihe öffentlicher Orte und Menschenansammlungen. Typische Situatio-

„... zu Hause passiert mir nichts.“

Patient: Am schlimmsten war es mit den Ängsten, als ich überhaupt nicht mehr aus dem Haus ging.
Therapeut: Wie lang war das nach dem ersten Angstanfall?
Patient: Das weiß ich jetzt nicht mehr ganz genau. Es hat schon eine Weile gedauert. Aber das kam dann so kurz hintereinander und ich habe dann festgestellt, wenn ich irgendwo war, hatte ich den Drang nach Hause zu fahren, weil zu Hause fühle ich mich am sichersten und als ich zu Hause dann ankam, haben wir dann immer den Notarzt geholt, kam drauf an, ob es Wochenende war. Oder die erste Zeit bin ich mit meinem Mann zum Arzt gefahren. Das der wieder EKG und alles andere kontrolliert hatte. Und es war ja jedesmal überhaupt nichts. Noch nicht einmal Rhythmusstörungen, während ich da war, gar nichts. Und ich habe dann natürlich festgestellt, daß wenn ich zu Hause war mir nichts passierte. Also bin ich zu Hause geblieben und möglichst auch in einem Zimmer. Da habe ich mich am wohlsten gefühlt. Geborgen.
Therapeut: Wo waren Sie denn da, in welchem Zimmer?
Patient: Wir hatten ein Gästezimmer, das war auch noch eingerichtet als Nähzimmer, weil Nähen mein Hobby ist. Und es war ein Fernseher mit drin. Also es war alles drin. Eine Schlafcouch. Also, außer zum Essen mußte ich das Zimmer nicht verlassen. Und im ersten Stock im Haus, also nicht im Parterre, so mittendrin.
Therapeut: Warum haben Sie sich ausgerechnet mittendrin am wohlsten gefühlt?
Patient: Na das Zimmer war nicht so groß, daß war mehr ein kleines Zimmer. In kleinen Räumen fühle ich mich immer geborgener. Das war richtig klein und gemütlich. Und eben im Wohnzimmer und Eßzimmer war alles so offen. Da fühle ich mich nicht so geborgen.

Angst vor der Entfernung von sicheren Orten

nen, die von Agoraphobikern vermieden oder nur mit starker Angst ertragen werden, sind Kaufhäuser, Kinos, Restaurants, öffentliche Verkehrsmittel, Autofahren, Fahrstühle oder Höhen. Das Gemeinsame dieser Situationen ist nicht ein bestimmtes Merkmal der Situation an sich, sondern daß im Falle ausgeprägter Angst die Situation nur schwer zu verlassen wäre oder keine Hilfe zur Verfügung stünde oder es sehr peinlich wäre, die Situation zu verlassen. Deshalb werden von Agoraphobikern vor allem die Situationen als bedrohlich erlebt, die eine Entfernung von „sicheren“ Orten (meist ihr Zuhause) oder eine Einschränkung ihrer Bewegungsfreiheit bedeuten. Manche Autoren umschreiben agoraphobische Situationen auch mit der Metapher „in der Falle sitzen“ („trapped“).

Sicherheitssignale

Die meisten agoraphobischen Patienten berichten, in Begleitung die gefürchteten Situationen besser ertragen zu können. Auch sogenannte „Sicherheitssignale“ helfen den Patienten, die phobischen Situationen zu bewältigen und die Angst zu reduzieren. Typische Sicherheitssignale sind das Mitsichtragen von Medikamenten, Riechsubstanzen, Entspannungsformeln oder der Telefonnummer des Arztes. Im Falle starker Angst können diese Dinge benutzt werden, um die Angst zu reduzieren.

Diagnosekriterien der Agoraphobie (F40.0) nach ICD-10

A. Eine deutliche und anhaltende Furcht vor oder Vermeidung von mindestens zwei der folgenden Situationen:
   - Menschenmengen
   - öffentliche Plätze
   - alleine Reisen
   - Reisen, mit weiterer Entfernung von Zuhause

B. Mindestens einmal nach dem Beginn der Störung müssen mindestens zwei Angstsymptome der Panik-Symptomliste[1] (vgl. Kasten Panikstörung) gleichzeitig vorhanden gewesen sein. Ein Symptom muß dabei aus der Gruppe der ersten vier Symptome stammen.

C. Die Betroffenen müssen sich durch das Vermeidungsverhalten oder die Angstsymptome sehr belastet fühlen und haben die Einsicht, daß ihr Verhalten übertrieben und unvernünftig ist.

D. Die Symptome müssen sich ausschließlich oder vornehmlich auf die gefürchteten Situationen oder Gedanken an sie beschränken.

E. Ausschlußkriterium: Die Furcht oder Vermeidung dürfen nicht durch Wahn, Halluzinationen oder andere Symptome organischer psychischer Störungen, Schizophrenien, affektive Störungen oder Zwangsstörung bedingt sind. Sie dürfen auch nicht Folge einer kulturell akzeptierten Anschauung sein (z.B. Frauen, die in islamischen Kulturen das Haus nicht alleine verlassen dürfen).

Je nachdem, ob gleichzeitig zur Agoraphobie eine Panikstörung vorliegt, wird die Diagnose „Agoraphobie ohne Panikstörung (F40.00)“ oder „Agoraphobie mit Panikstörung (40.01)“ gestellt.

Unterschiede zwischen ICD-10 und DSM-IV

Im DSM-IV wird im Unterschied zur ICD-10 kein festgelegtes Cluster von agoraphobischen Situationen gefordert, das von den Betroffen gefürchtet oder vermieden werden muß. Statt dessen wird eine allgemeine Charakterisierung agoraphobischer Situationen festgelegt. Danach müssen sich die Angst oder Vermeidung auf Orte beziehen, von denen eine Flucht schwierig oder peinlich sein könnte oder wo im Falle eines Panikanfalls oder panikartiger Symptome Hilfe nicht erreichbar sein könnte. Darüber hinaus

1 Zusätzlich wird die Liste der Symptome bei der Agoraphobie um die Symptome 13. Hitzewallungen oder Kälteschauer und 14. Gefühllosigkeit oder Kribbelgefühl ergänzt.

verweist das DSM-IV auf die Alternativdiagnose Spezifische Phobie, wenn das Vermeidungsverhalten nur auf eine oder wenige spezifische agoraphobische Situationen begrenzt ist. Des weiteren fehlt im Unterschied zur ICD-10 ein Kriterium, daß die Belastung oder Einschränkung der Betroffenen durch die Agoraphobie fordert.

Der gravierendste Unterschied zwischen den beiden Klassifikationssystemen ist die hierarchische Ordnung der beiden Störungsbilder Panikstörung und Agoraphobie untereinander. Im DSM-IV ist die Panikstörung der Agoraphobie übergeordnet. Daher lautet die Diagnose bei gleichzeitigem Auftreten der beiden Störungsbilder „Panikstörung mit Agoraphobie" (300.21). Wurden die Kriterien für Panikstörung niemals erfüllt, stellt das DSM-IV die Diagnose „Agoraphobie ohne Panikstörung in der Vorgeschichte (300.22)".

1.3 Epidemiologische Daten

Seit 1980, dem Jahr der Einführung der modernen operationalisierten Diagnostik im DSM-III, wurden eine Reihe großer epidemiologischer Studien in Kanada, Deutschland, Italien, Korea, Neuseeland, Puerto Rico, der Schweiz und den USA durchgeführt (Übersicht bei Perkonigg und Wittchen 1995). Dabei ergaben sich durchweg hohe Prävalenzen für die Panikstörung und die Agoraphobie. Schwankungen zwischen den verschiedenen Studien beruhen vor allem auf unterschiedlichen Methoden (z.B. Stichprobenzusammensetzung, Diagnosekriterien, Diagnoseinstrumente etc.). Die folgende Tabelle gibt einen Überblick zu Prävalenz, Inzidenz, Geschlechterverteilung und Störungsbeginn der Panikstörung und Agoraphobie (mit und ohne Panikstörung).

Tabelle 2:
Epidemiologische Daten zur Panikstörung und Agoraphobie

	Panikstörung	Agoraphobie
Lebenszeitprävalenz	2,4 %	5,7 %
7-Jahres-Inzidenz	1,2 %	1,3 %
Beginn der Störung (MW)	24 Jahre	28 Jahre
Geschlechterverteilung (w:m)	2:1	3:1

Unterschiedliche Prävalenzen in Ost- und Westdeutschland

Eigene Studien zeigen, daß im Osten Deutschlands v.a. bei Frauen mit bis zu dreimal höheren Prävalenzraten gerechnet werden muß. Die Streuungen bzgl. des Beginns der Störungen sind sehr groß. Bei Männern gibt es außerdem einen zweiten Gipfel des Erstauftretens von Panikanfällen jenseits des 40. Lebensjahres. Generell kann der erste Panikanfall sowohl in der frühen Kindheit als auch im späten Erwachsenenalter liegen. Eine Reihe von Studien hat mittlerweile Panikanfälle und Agoraphobien auch im Kindes- und

Jugendalter belegt. Bezüglich der Geschlechterverteilung, der Symptome und der Komorbidität ist die Panikstörung im Kindes- und Jugendalter demjenigen im Erwachsenenalter sehr ähnlich.

Panikanfälle und Agoraphobie im Kindes- und Jugendalter

1.4 Verlauf und Prognose

Der Verlauf der Störungen ist ungünstig. In einer deutschen Studie zeigten nur 14.3 % der Probanden nach sieben Jahren eine Spontanremission (Wittchen, 1991). Häufige Folgeprobleme sind affektive Störungen sowie Alkohol- oder Medikamentenmißbrauch, der meist als fehlgeschlagener Selbstbehandlungsversuch aufgefaßt wird. Generell findet sich eine starke psychosoziale Beeinträchtigung und ein hohes Inanspruchnahmeverhalten in Bezug auf das Gesundheitssystem. Kurz vor Beginn der Panikstörung wurden gehäuft schwerwiegende Lebensereignisse festgestellt (rund 80 % der Patienten), wobei ein Großteil der Patienten mehr als ein Lebensereignis aufweist. Zu den häufigsten Ereignissen gehören Tod oder plötzliche, schwere Erkrankung von nahen Angehörigen oder Freunden, Erkrankung oder akute Gefahr des Patienten, Schwangerschaft und Geburt. Über 90 % der ersten Panikanfälle treten an einem öffentlichen Ort auf. Neben Geschlecht, Lebensalter und Lebensereignissen ist der Familienstand als Risikofaktor belegt (häufiger nach Verlusten durch Trennung, Scheidung, Tod). Keine konsistenten Unterschiede finden sich für die Faktoren Stadt/Land, beruflicher Status und soziale Schicht.

Viele Folgeprobleme

Schwere Lebensereignisse als Auslöser

1.5 Differentialdiagnostische Aspekte

Ein klinisch wichtiger Aspekt der differentialdiagnostischen Einordnung von Panikanfällen und phobischen Ängsten ist der Kontext, in dem sie auftreten. So kommen Panikanfälle u. a. auch im Rahmen von Sozialphobien, spezifischen Phobien, Zwangssyndromen oder posttraumatischer Belastungsreaktion vor. Eine gute Abgrenzung der Panikstörung und Agoraphobie von anderen Ängsten ist in solchen Fällen über die zentrale Befürchtung während des Anfalls möglich. Im Unterschied zu den zuvor genannten Beschwerdebildern beinhaltet ein Panikanfall im Kontext einer Panikstörung und Agoraphobie zumeist die Furcht vor einer körperlichen oder geistigen Katastrophe.

Herausarbeiten zentraler Befürchtungen

Die *Sozialphobie* hingegen ist gekennzeichnet durch die Angst vor Bewertung, Peinlichkeit oder Blamage und bezieht sich ausschließlich auf soziale Situationen wie öffentliches Sprechen, fremde Menschen ansprechen etc. Es gibt jedoch eine Reihe von Situationen, die sowohl von Personen mit Sozialphobie als auch von Personen mit Agoraphobie als bedrohlich einge-

Angst vor Bewertung und Blamage

schätzt werden. So kann z. B. eine Person mit einer sozialen Phobie Kaufhäuser vermeiden, da sie Angst hat, im Kaufhaus angesprochen zu werden und sich dann lächerlich zu machen. Eine Person mit Agoraphobie hingegen fürchtet das Kaufhaus, da sie Angst hat, daß im Falle eines unwillkürlich auftretenden Angstanfalls Hilfe nicht rechtzeitig zu bekommen bzw. die Flucht aus dem Kaufhaus schwierig oder peinlich sein könnte.

Angst vor umgrenzten Situationen

Die Abgrenzung der *Spezifischen Phobie* von der Agoraphobie mit/ohne Panikstörung erfolgt in der ICD-10 v. a. über die Art der gefürchteten Situation. So sind typische Objekte und Situationen spezifischer Phobien Tiere, Höhen, Donner, Fliegen, kleine geschlossene Räume, Anblick von Blut oder Verletzungen, Zahnarzt- und Krankenhausbesuche. Ein weiteres differenzierendes Kriterium kann der Angstinhalt sein. Während bei der Agoraphobie die Angst vor dem Panikanfall und seinen Folgen im Vordergrund steht, ist der Angstinhalt bei der spezifischen Phobie meist an Aspekte der gefürchteten Situation gebunden (z. B. „der Fahrstuhl könnte abstürzen", „ich könnte von der Brücke stürzen").

Beachte: Bei Patienten mit einer Blutphobie kann es während der Angstreaktion zu einer Ohnmachtsreaktion kommen. Das therapeutische Vorgehen, das speziell auf die Behandlung der Ohnmacht bei Blutphobie eingeht, wird im Kapitel „Varianten der Methode und Kombination" beschrieben.

Panikanfälle und Vermeidung treten auch im Rahmen einer *Zwangsstörung* oder *Posttraumatische Belastungsstörung* auf. Bei der Zwangsstörung steht die Angst vor der Konfrontation mit einem Objekt der Zwangsvorstellung (z. B. Konfrontation mit Schmutz, bei zwanghafter Angst vor Kontamination) im Mittelpunkt. Bei der Posttraumatischen Belastungsstörung wird die Angst oder Vermeidung durch Reize ausgelöst, die an das Trauma erinnern.

Bei schweren *Depressionen* kann es ebenfalls zu einer deutlichen Einschränkung des Aktionsradius kommen. Hier ist der entscheidende Unterschied zur Agoraphobie, daß die betreffende Person sich in der kritischen Situation überfordert fühlt, die Situation aufzusuchen. Es steht weniger das Erleben intensiver Angst und Erregung bei dem Gedanken an die Situation im Vordergrund, sondern vielmehr das Gefühl von Hoffnungs- und Energielosigkeit.

Die Abgrenzung zu Hypochondrie und Somatisierungssyndrom kann manchmal schwierig sein, da auch hier Sorgen und Angst vor der Bedeutung körperlicher Beschwerden zum Symptombild gehören. Die *Hypochondrie* ist durch die Furcht bzw. Überzeugung gekennzeichnet, an einer schweren Krankheit zu leiden, die hinter den Symptomen vermutet wird. Bei dem *Somatisierungssyndrom* steht die Präokkupation mit rezidivierenden, multiplen, klinisch bedeutsamen Symptomen im Vordergrund. Im Unterschied zur Panikstörung treten jedoch bei beiden Störungsbilder die körperlichen Symptome nicht ausschließlich abrupt und anfallsweise auf.

Aufgrund des Vorherrschens körperlicher Symptome bei der Paniksstörung und der Agoraphobie ist darüber hinaus eine sorgfältige Abklärung einer *organischen Differentialdiagnose* notwendig (vgl. Abschnitt 3.3). Viele der körperlichen Symptome können auch durch organische Erkrankungen verursacht sein, z. B. durch Hyper- und Hypothyreose (Schilddrüsenüber- und unterfunktion) oder Phäochromocytome (Tumor des Nebennierenmarks). Einige Autoren weisen jedoch in diesem Zusammenhang darauf hin, daß eine organische Verursachung der Symptome nicht notwendigerweise einen Ausschluß der Panikstörung bedeuten muß. Diese Sichtweise wurde in die vierte Auflage des DSM übernommen und es wird in diesem Fall die Diagnose „Angststörung Aufgrund eines Medizinischen Krankheitsfaktors mit Panikattacken" kodiert.

Beachte: Eine genaue Differentialdiagnose ist kein Selbstzweck, sondern ein Muß für die erfolgreiche Angstbehandlung. So erfordert beispielsweise eine Sozialphobie oder eine Hypochondrie ein anderes therapeutisches Vorgehen als die Agoraphobie (vgl. hierzu Kap. „Varianten der Methode und Kombination")

1.6 Komorbidität

Komorbidität ist die Regel

Die epidemiologischen Studien zeigen übereinstimmend eine hohe Komorbidität der Panikstörung und Agoraphobie mit anderen Angststörungen sowie Depressionen, somatoformen Störungen und Abhängigkeitsstörungen. Wittchen (1991) fand in einem Längsschnitt über sieben Jahre, daß nur 14.2 % der Panikpatienten keine Komorbidität aufwiesen. Bei unbehandelter Panikstörung zeigten 71.4 % eine affektive Störung, 28.6 % Medikamentenabusus und 50 % Alkoholabusus. Der Alkohol- und Medikamentenmißbrauch wird von verschieden Autoren als fehlgeschlagener Selbstbehandlungsversuch interpretiert. Die depressiven Episoden entwickeln sich relativ rasch nach dem Beginn der Panikstörung (nach ca. 3 Jahren) und können als Ausdruck der starken emotionalen Beeinträchtigung der Patienten durch die Angststörungen verstanden werden. Hinweise über den Umgang mit komorbiden Störungsbildern in der Angstbehandlung wird im Kapitel „Indikation" gegeben.

1.7 Diagnostische Verfahren und Dokumentationshilfen

Mittlerweile existiert eine Fülle von Fragebogen und Ratingskalen zu sehr unterschiedlichen Bereichen, deren Darstellung den hier gestellten Rahmen sprengen würde. Bei der Auswahl der im folgenden genannten Fragebogen orientierten wir uns daran, inwieweit der Fragebogen nützliche Informationen für den diagnostischen bzw. therapeutischen Prozeß erfaßt und schlossen solche Fragebogen aus, die in erster Linie zur Prüfung wissenschaftlicher Fragestellungen entwickelt wurden oder allgemeine Persönlichkeitsaspekte erfassen, die für verhaltenstherapeutisches Vorgehen weniger bedeutsam sind. Weiterhin möchten wir an dieser Stelle nicht auf Konstruktion oder Gütekriterien des Fragebogens eingehen. Angaben hierzu sind unter der jeweils zitierten Literatur zu finden. Tabelle 3 gibt einen Überblick über Fragebogen zu Panikstörung und Agoraphobie, die sich unserer Meinung nach für ein verhaltenstherapeutisches Vorgehen als sinnvoll erwiesen haben.

Tabelle 3:
Fragebogen zur Erfassung von Panikanfällen und Agoraphobie

Fragebogen/Ratingskalen		Beschreibung	Altersbereich	Dauer
ACQ	Fragebogen zu angstbezogenen Kognitionen (Ehlers & Margraf 1993)	14 Items; Ausmaß angstbezogener Kognitionen wie körperliche Krisen, Kontrollverlust; Vermeidung	ab 16 Jahren	3 min
BSQ	Fragebogen zur Angst vor körperlichen Symptomen (Ehlers & Margraf 1993)	17 Items; Ausmaß der Angst vor der Angst und der Angst vor körperlichen Symptomen	ab 16 Jahren	3 min
MI	Mobilitätsinventar (Ehlers & Margraf 1993)	27 Items; Ausmaß agoraphobischen Vermeidungsverhaltens; Einschätzung einmal mit und einmal ohne Begleitung	ab 16 Jahren	5 min

Zielerreichungsskala

Für die Therapieplanung ist es sinnvoll, eine sogenannte „Zielerreichungsskalierung" vorzunehmen (vgl. Schulte 1996, Kap. 9, Anhang 1) vorzunehmen. Dabei werden zusammen mit dem Patienten ganz konkrete Behandlungsziele festgelegt. Für jedes Behandlungsziel wird der zu erreichende Endzustand genau beschrieben. Hierdurch wird die Zielsetzung und Aufgabenstellung des therapeutischen Prozesses konkretisiert. Die dafür notwendige Operationalisierung kann gerade bei Patienten mit zunächst wenig strukturierten Problemen von Nutzen sein. Am Ende der Therapie können Patient und Therapeut unabhängig voneinander das Ausmaß der Zielerreichung einschätzen.

Beeinträchtigungen bei Arbeit, Ausbildung und Freizeit

Weiterhin ist es nützlich, sich einen Eindruck von dem Ausmaß der Belastung bzw. Einschränkung durch die vorliegenden Probleme des Patienten zu verschaffen. Da dies über verschiedene Lebensbereiche hinweg stark variieren kann, sollten diese Bereiche getrennt betrachtet werden. Abbildung 1 zeigt eine Standardform für die Einschätzung der Beeinträchtigung in den Lebensbereichen Arbeit oder Ausbildung, Freizeit bzw. Sozialleben sowie Familienleben und häusliche Pflichten. Diese Beeinträchtigungsra-

Name: ______________________________ *Datum:* ______________

Belastung/Einschränkung

Bitte geben Sie auf dieser Seite an, wie stark Sie durch ihr Angstproblem in Ihrer Arbeit, Ausbildung und Freizeit sowie in Ihrem Sozialleben und bei häuslichen Pflichten beeinträchtigt werden bzw. sich eingeschränkt fühlen. Kreuzen Sie zu diesem Zweck für jeden der drei folgenden Bereiche die Zahl an, die am besten auf Sie zutrifft. Die Bedeutungen der Zahlen sind jeweils unter den Zahlen angegeben.

1. Arbeit oder Ausbildung

(Falls Sie keine Vollzeit- oder Teilzeitarbeit haben und auch nicht in einer Ausbildung stehen, streichen Sie bitte die ganze Skala durch.)

Schätzen Sie Ihre Beeinträchtigung bei Arbeit oder Ausbildung auf dieser 0-4 Skala ein:

0	1	2	3	4
/.	/.	/.	./.	./
gar nicht	ein wenig	mäßig	schwer	sehr schwer massiv beeinträchtigt (kann nicht arbeiten)

2. Freizeit bzw. Sozialleben

(Zum Beispiel Zusammenkünfte mit Freunden, Feste, Ausgehen, Unterhaltung, Theater, Kino, Konzerte, Besuche, Vereine, Sport, Urlaub etc.)

Schätzen Sie Ihre Beeinträchtigung in Ihrer Freizeit auf dieser 0-4 Skala ein:

0	1	2	3	4
/.	/.	/.	./.	./
gar nicht	ein wenig	mäßig	schwer	sehr schwer massiv beeinträchtigt (kann nichts davon tun)

3. Familienleben und häusliche Pflichten

(Zum Beispiel Ihr Verhältnis zu anderen Familienmitgliedern, Hausarbeiten, Rechnungen bezahlen, Einkaufen, Besorgungen, Saubermachen etc.)

Schätzen Sie Ihre Beeinträchtigung in Familienleben oder häuslichen Pflichten auf dieser 0-4 Skala ein:

0	1	2	3	4
/.	/.	/.	./.	./
gar nicht	ein wenig	mäßig	schwer	sehr schwer massiv beeinträchtigt (kann nichts davon tun)

Abbildung 1:
Beeinträchtigungsratings für die Lebensbereiche „Arbeit", „Freizeit" und „Familienleben" (nach Margraf und Schneider 1990)

tings sollten zu Beginn und am Ende der Therapie dem Patienten vorgegeben werden, um das Ausmaß der Veränderung durch die Behandlung abzubilden.

Direkte Messung des Therapieerfolgs

Zur direkten Erfassung des Therapieerfolgs hat sich unserer Erfahrung nach die allgemeine Beurteilung des Therapieerfolgs durch den Patienten und den Therapeuten bewährt. Patient und Therapeut werden dabei auf einer siebenstufigen Skala gebeten anzugeben, wie stark sich der Zustand des Patienten im Vergleich zu Therapiebeginn verbessert bzw. verschlechtert hat. Abbildung 2 zeigt das von uns verwendete globale Erfolgsrating. Bei der Erhebung eines globalen Erfolgsmaßes ist es wichtig, sowohl Verbesserungen als auch Verschlechterungen durch die Therapie vorzusehen. Ein Erfolgsrating, das lediglich Verbesserungen durch die Therapie gibt, würde die Ergebnisse erheblich verzerren.

Allgemeine Beurteilung

Bitte geben Sie auf dieser Seite an, wie Sie sich heute im Vergleich **zum Beginn der Therapie** fühlen. Kreuzen Sie zu diesem Zweck die Zahl an, die am besten auf Sie zutrifft. Die Bedeutungen der Zahlen sind jeweils unter den Zahlen angegeben.

Im Vergleich zum Beginn der Therapie fühle ich mich:

1 . . . . . 2 . . . . 3 . . . . 4 . . . . 5 . . . . 6 7

sehr viel — viel — etwas — unverändert — etwas — viel — sehr viel

besser — schlechter

Einschätzung Therapieerfolg (Therapeut)

Bitte geben Sie auf dieser Seite an, inwieweit sich aus Ihrer Sicht der Zustand des Patienten **seit Therapiebeginn** verändert hat.

Im Vergleich zum Beginn der Therapie geht es dem Patienten heute

1 . . . . . 2 . . . . 3 . . . . 4 . . . . 5 . . . . 6 7

sehr viel — viel — etwas — unverändert — etwas — viel — sehr viel

besser — schlechter

Abbildung 2:
Globale Einschätzung des Therapieerfolgs durch den Patienten und den Therapeuten

2 Störungstheorien und -modelle

In diesem Abschnitt wird auf die wichtigsten psychologischen Modellvorstellungen zur Panikstörung und Agoraphobie eingegangen, die der kognitiven Verhaltenstherapie dieser Störungen zugrundeliegen.

2.1 Das psychophysiologische Modell der Panikstörung

In Reaktion auf die ursprünglich rein „biologischen" Modelle der Panikstörung entwickelten verschiedene Forschergruppen psychologische bzw. psychophysiologische oder kognitive Modellvorstellungen. Die gemeinsame zentrale Annahme dieser Ansätze besagt, daß Panikanfälle durch positive Rückkoppelung zwischen körperlichen Symptomen, deren Assoziation mit Gefahr und der daraus resultierenden Angstreaktion entstehen. Die Panikreaktion wird in diesen Modellen als eine besonders intensive Form der Angst verstanden und unterscheidet sich nicht qualitativ von anderen

Positiver Rückkoppelungsprozeß

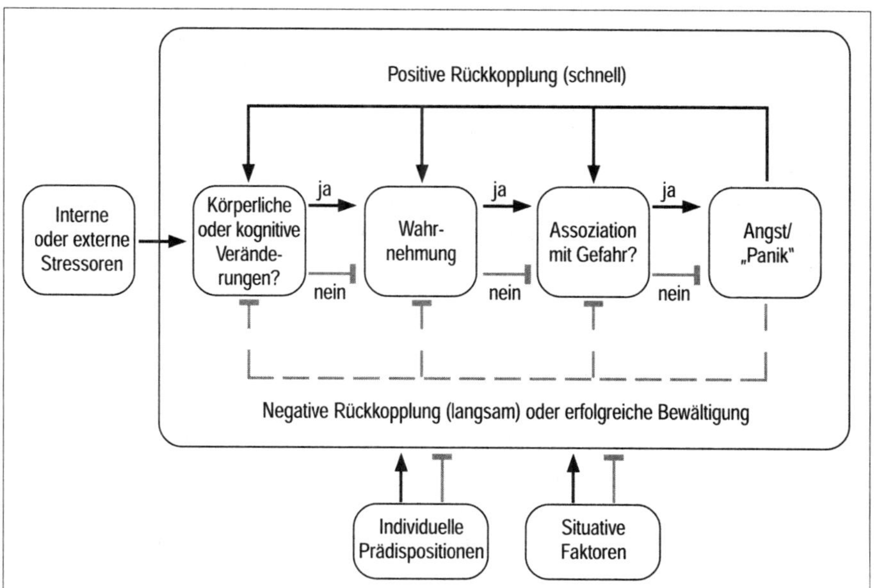

Abbildung 3:
Graphische Darstellung des psychophysiologischen Modells (modifiziert nach Ehlers & Margraf, 1989).

Angstreaktionen. Im folgenden soll das psychophysiologische Modell genauer dargestellt werden (vgl. hierzu Ehlers & Margraf, 1989, Margraf & Ehlers, 1989). Abbildung 3 zeigt eine graphische Darstellung dieses Modells. Die durchgezogenen Linien stellen den positiven Rückkopplungskreis dar, der an jeder seiner Komponenten beginnen kann.

Ein psychophysiologischer Teufelskreis: Der Aufschaukelungsprozeß bei Panikanfällen

Beginn mit physiologischer oder psychologischer Veränderung

Typischerweise beginnt ein Panikanfall mit einer physiologischen (z. B. Herzklopfen, Schwitzen, Schwindel) oder psychischen (z. B. Gedankenrasen, Konzentrationsprobleme) Veränderung, die Folge sehr unterschiedlicher Ursachen sein können (z. B. Erregung, körperliche Anstrengung, Koffeineinnahme, Hitze etc.). Die Veränderungen müssen von der betreffenden Person wahrgenommen und mit Gefahr assoziiert werden. Auf die wahrgenommene Bedrohung wird mit Angst bzw. Panik reagiert, die zu weiteren physiologischen Veränderungen, körperlichen und/oder kognitiven Symptomen führt. Werden diese Symptome wiederum wahrgenommen und mit Gefahr assoziiert, kommt es zu einer Steigerung der Angst. Dieser Rückkoppelungsprozeß, der in der Regel sehr schnell abläuft, kann mehrmals durchlaufen werden.

- Eine explizite Trennung von internen Vorgängen und Wahrnehmung ist nötig, da keine Eins-zu-Eins-Zuordnung besteht. Zum Beispiel kann eine Person nach dem Zu-Bett-Gehen einen beschleunigten Herzschlag allein deshalb empfinden, weil die veränderte Körperposition ihre Herzwahrnehmung verbessert. Die positive Rückkoppelung würde in diesem Fall also bei der Wahrnehmung beginnen. Auch der Begriff der Assoziation wurde bewußt gewählt, um der breiten Palette möglicher Mechanismen von interozeptiver Konditionierung bis zu bewußten Interpretationsvorgängen Rechnung zu tragen.

Reduktion der Angst

Reduktion durch Habituation und Ermüdung sowie Bewältigungsstrategien

Dem psychophysiologischen Modell zufolge kann der Panikanfall auf zwei Arten beendet werden: durch die wahrgenommene Verfügbarkeit von Bewältigungsmöglichkeiten und durch automatisch einsetzende negative Rückkoppelungsprozesse (gestrichelte Linie in Abb. 3). Beide Arten wirken auf alle Komponenten des Modells. Beispiele für negative Rückkoppelungsprozesse sind Habituation und Ermüdung sowie respiratorischer Reflex bei Hyperventilation. Die wichtigsten Bewältigungsstrategien sind hilfesuchendes und Vermeidungsverhalten. Aber auch Verhaltensweisen wie flaches Atmen, Ablenkung auf externe Reize, Reattribution von Körperempfindungen führen zu einer Angstreduktion. Ein Versagen der Bewältigungsversuche hingegen führt zu einem weiteren Angstanstieg.

Einflußgrößen auf den Aufschaukelungsprozeß

Auf die Rückkoppelungsprozesse können verschiedene angstmodulierende Faktoren einwirken. Eher kurzfristig wirken momentane psychische und physiologische Zustände (z. B. generelles Angstniveau, intensive positive und negative affektive Zustände wie z. B. Freude, Ärger, körperliche Erschöpfung, Säure-Basen-Gleichgewicht des Blutes, hormonelle Schwankungen etc.) und momentane situative Faktoren (z. B. Hitze, körperliche Aktivität, Veränderung der Körperposition, Rauchen, Einnahme von Koffein, Medikamenten oder Drogen, Anwesenheit von Sicherheitssignalen). Eher längerfristig wirken relativ überdauernde situative Einflüsse (z. B. langanhaltende schwierige Lebenssituationen, belastende Lebensereignisse oder auch Reaktionen anderer z. B. wichtige Bezugspersonen, die nahelegen, daß bestimmte Symptome potentiell gefährlich sein können) und individuelle Prädispositionen einer Person, die bereits vor dem ersten Panikanfall bestehen, sich aber auch erst im Verlauf der Störung ausbilden können. Beispiele sind Aufmerksamkeitszuwendungen auf Gefahrenreize und eine bessere Interozeptionsfähigkeit. Solche Prädispositionen können genetisch bedingt sein, können aber auch durch Lernerfahrungen (v. a. Modellernen) in der Kindheit erworben werden. Zusätzlich kann die Sorge, weitere Panikanfälle zu erleben, die zu einem tonisch erhöhten Niveau von Angst und Erregung führen. Weiterhin können die individuelle Lerngeschichte oder kognitive Stile die Assoziation körperlicher oder kognitiver Veränderungen mit unmittelbarer Gefahr beeinflussen. Zu den diskutierten physiologischen Dispositionen gehören eine erhöhte Sensitivität der alpha2-adrenergen Rezeptoren, der zentralen Chemorezeptoren oder mangelnde körperliche Fitneß. Alle diese Einflußgrößen können den Beginn des Aufschaukelungsprozesses begünstigen.

Kurzfristige Einflußgrößen

Langfristige Einflußgrößen

> **Beachte:** Der Teufelskreis bei Panikanfällen stellt das zentrale Erklärungsmodell zur Behandlung der Panikstörung dar.

2.2 Entstehung der Agoraphobie

Der für die verhaltenstherapeutische Behandlung von Phobien wohl einflußreichste Ansatz stellt die sogenannte *Zwei-Faktoren-Theorie Mowrers* (1960). Bei den beiden Faktoren handelt es sich um die klassische und die operante Konditionierung. Mowrer nahm an, daß bei Phobien ursprünglich

Konditionierung von Phobien

neutrale Reize (z.B. Kaufhaus) aufgrund traumatischer Ereignisse (z.B. Ohnmacht) mit einem zentralen motivationalen Angstzustand assoziiert (klassische Konditionierung) und die darauf folgende Vermeidung dieser Reize durch den Abbau dieses unangenehmen Zustandes verstärkt werden (operante Konditionierung). Obwohl diese Theorie im Einklang mit vielen tierexperimentellen Befunden steht, ist sie als Erklärung für klinische Phobien nicht ausreichend. So kann sich ein großer Teil der Phobiker nicht an traumatische Ereignisse zu Beginn der Störung erinnern (wenn man nicht die ja erst zu erklärende Angst als traumatische Erfahrung akzeptiert). Auch wenn Personen ihr Verhalten nicht immer korrekt mit den relevanten Reizen in Bezug setzen, widerspricht dies der Hypothese der einfachen klassischen Konditionierung phobischer Ängste. Es ist allerdings möglich, wenn nicht sogar wahrscheinlich, daß bei Phobikern vergleichsweise harmlose Erfahrungen traumatisch verarbeitet worden sind. Auch die Übertragbarkeit der tierexperimentellen Befunde zur Zwei-Faktoren-Theorie auf den Menschen ist zweifelhaft, vor allem da die meisten Versuche, Phobien bei Menschen zu konditionieren, scheiterten. So konnte die klassische Studie zum „kleinen Albert" (Watson & Rayner, 1920) von anderen Autoren nicht repliziert werden (z.B. Bregman, 1934, Valentine, 1930).

Zwei-Faktoren-Theorie: Klinisch bedeutsam, wissenschaftlich nicht klar belegt

Preparedness: vorbereitete Phobien

Die Annahme der klassischen Konditionierung phobischer Reaktionen stößt auf das Problem der mangelnden „Äquipotentialität" potentiell phobischer Reize. Tatsächlich tauchen nicht alle Reize mit gleicher Wahrscheinlichkeit als phobische Objekte auf. Im Gegenteil, die auslösenden Reize für agoraphobische Ängste zeigen eine charakteristische und über verschiedene Kulturen hinweg stabile Verteilung, die weder der Häufigkeit dieser Reize im täglichen Leben noch der Wahrscheinlichkeit unangenehmer (traumatischer) Erfahrungen entspricht. Äquipotentialität im Sinne gleich wahrscheinlicher Angstauslösung ist also nicht gegeben. Seligman (1971) nahm daher an, daß bestimmte Reiz-Reaktions-Verbindungen leichter gelernt werden, weil sie biologisch „vorbereitet" („prepared") sind. Laborexperimente und die Verteilung klinischer Phobien sprechen für diese Annahme.

Ein klinisches Beispiel für die Entwicklung einer „vorbereiteten" Phobie gibt Marks (1987): Ein Kind spielt im Sandkasten, das Auto der Eltern ist etwa 40 Meter entfernt geparkt. Plötzlich sieht es eine kleine Schlange, die sich in zwei Meter Entfernung am Sandkasten vorbei bewegt. Das Kind erschreckt sich, rennt zum Auto, schlägt die Tür zu und klemmt sich dabei sehr schmerzhaft die Hand ein. In der Folge entwickelt das Kind eine ausgeprägte Phobie, jedoch nicht vor Autotüren, sondern vor Schlangen.

Aus der Erkenntnis heraus, daß die Zwei-Faktoren-Theorie in ihrer ursprünglichen Form nicht ausreicht, formulierten Goldstein und Chambless

(1978) eine *„Reanalyse" zur Ätiologie der Agoraphobie.* Sie unterschieden zwei Formen der Agoraphobie: eine „einfache" und eine „komplexe" Agoraphobie. Für die seltenere „einfache" Agoraphobie nehmen sie an, daß die Patienten die phobische Situation an sich fürchten. Als Auslöser der Phobie lassen sich bei diesen Patienten in der Regel traumatische Erfahrungen mit der gefürchteten Situation finden. Bei der weitaus häufigeren „komplexen" Form der Agoraphobie hingegen fürchten die Patienten vor allem die Konsequenzen der Angst. Im Unterschied zu der ersten Gruppe zeichnen sich diese Patienten also durch die „Angst vor der Angst" aus. Diese Neigung, körperliche Empfindungen als ein Hinweis auf Bedrohung oder Krankheit zu bewerten und in der Folge darauf ängstlich zu reagieren, wurde später von anderen Autoren auch als *„Angstsensitivität"* (Reiss & McNally, 1985) beschrieben. Diese Aussage stellt heute eine zentrale Annahme für das Verständnis des Zusammenhangs von Panikanfällen und Agoraphobien dar (vgl. den Abschnitt zum psychophysiologischen Modell der Panikstörung).

Angst vor der Angst

Weiterhin weisen Goldstein und Chambless (1978) bereits frühzeitig auf die Rolle interozeptiven Konditionierens hin: Hierdurch würden körperliche Empfindungen wie schneller Herzschlag zu konditionierten Reizen für Panikanfälle, an die wiederum externe Situationen durch Konditionierung höherer Ordnung gekoppelt werden könnten.

Die empirische Forschung hat die besondere Bedeutung des Konzeptes der „Angst vor der Angst" bei Agoraphobikern inzwischen gut bestätigt. Weniger gut schnitten die Annahmen von Goldstein und Chambless (1978) zu spezifischen Prädispositionen und Auslösern ab. Zwar können Faktoren wie allgemeine Ängstlichkeit, Selbstunsicherheit, Abhängigkeit und die Unfähigkeit, die Auslöser unangenehmer Emotionen adäquat zu identifizieren, prädisponierend wirken. Für die Mehrzahl der Patienten konnte jedoch keiner dieser Faktoren nachgewiesen werden. Auch die Annahme, daß die Störung in vorwiegend interpersonellen Konfliktsituationen (z. B. Wunsch nach Auszug aus der elterlichen Wohnung) ausgelöst würde, hat sich im Durchschnitt nicht bewahrheitet. Trotz der genannten Probleme ist die ursprüngliche Zwei-Faktoren-Theorie mitsamt ihren Weiterentwicklungen jedoch noch immer als Erklärungsmodell für die Ableitung konfrontativer Interventionsmethoden von großer Bedeutung für die Agoraphobie-Behandlung (vgl. Abschnitt „Vorbereitung auf die Konfrontationsübungen").

Beachte: Die Zwei-Faktoren-Theorie stellt die Grundlage für die Ableitung der Konfrontationstherapie zur Behandlung der Agoraphobie dar.

3 Diagnostik und Intervention

Der von uns vorgeschlagene diagnostische Prozeß bei der Behandlung von Panikanfällen und Agoraphobien läßt sich in vier Schritte gliedern. Aus didaktischen Gründen stellen wir die einzelnen Schritte hier getrennt vor, im klinischen Alltag überlappen sie sich jedoch meist.

1. Erstgespräch
2. Differentialdiagnose mit strukturiertem Interview
3. Organische Differentialdiagnose
4. Problemanalyse und weitere diagnostische Maßnahmen

3.1 Erstgespräch

Beziehungsaufbau und allgemeiner Eindruck

Im ersten Schritt geht es darum, einen allgemeinen Eindruck von dem Patienten und seinen Beschwerden zu gewinnen sowie eine tragfähige Beziehung aufzubauen, die die Basis für das weitere Vorgehen darstellt. Wir sind inzwischen dazu übergegangen, den Patienten bereits gleich nach dem ersten telefonischen Kontakt einen Fragebogen zu den wichtigsten Informationen zuzuschicken. Das diagnostische Gespräch kann dann auf der Basis der dort erhobenen Informationen erheblich effizienter durchgeführt werden. Die meisten Patienten haben am Ende der ersten Sitzung das Bedürfnis, Informationen zur geplanten Therapie zu bekommen. Daher sollte der Therapeut einen ersten Überblick über den weiteren Ablauf der Therapie geben und dabei auf die folgende Punkte eingehen:

- Kurzdarstellung des typischen Therapieverlaufs (Diagnostik-, Interventons- und Selbstkontrollphase)
- typische Therapiedauer
- Dauer der einzelnen Sitzungen

Formulierungstips für das Erstgespräch
Die erste Sitzung kann mit der folgenden Frage eröffnet werden: „Sie schreiben in unserem Fragebogen, daß Sie Angst haben, alleine das Haus zu verlassen. Erzählen Sie mir mehr über Ihre Angst.“ Im Verlauf des Gesprächs können weitere Fragen wie die folgenden sinnvoll sein:
– „Welche Symptome erleben Sie am häufigsten?“
– „Was bedeuten diese Symptome für Sie?“
–„Wie sehr werden Sie in Ihrem Leben durch Ihre Angst beeinträchtigt?“

Um eine positive therapeutische Beziehung aufzubauen ist es hilfreich, durch gezielte Fragen oder Anmerkungen mitzuteilen, daß der Therapeut mit den Problemen des Patienten vertraut ist. Ein Patient mit Agoraphobie, der über seine Ängste in Kaufhäusern oder Aufzügen spricht, fühlt sich verstanden, wenn der Therapeut erwidert "Ich kann mir vorstellen, daß diese Situationen für Sie besonders beängstigend sein müssen, da sie ja hier nicht schnell raus und Hilfe bekommen können, wenn die Symptome beginnen".

Beziehungsaufbau

Den Abschluß der ersten Sitzung kann der Therapeut etwa folgendermaßen gestalten: „Lassen Sie mich abschließend noch kurz etwas zum weiteren Therapieablauf sagen. Der erste Schritt in der Therapie wird eine diagnostische Untersuchung sein, die aus einer detaillierten Befragung, Tagebüchern und Fragebogen bestehen wird. Aufgrund dieser Informationen kann ich mir ein genaues Bild über Ihre Ängste machen: was die wichtigsten Bedingungen sind, die Ihre Ängste ausgelöst haben, und wie heute Ihre Ängste aufrechterhalten werden. Im Anschluß daran werde ich anhand dieser Informationen einen Therapieplan für Sie ausarbeiten und gemeinsam mit Ihnen Möglichkeiten des Angstabbaus besprechen. Um eine Reduktion Ihrer Angstreaktionen zu erreichen, werden wir in der zweiten Phase der Therapie eine Reihe von Übungen durchführen, bei denen Sie die Möglichkeit haben sollen, neue Erfahrungen mit Ihrer Angst zu sammeln. Wie dies konkret aussehen kann, werden wir nach der diagnostischen Untersuchung besprechen können. Im letzten Teil der Therapie geht es darum, daß Sie die neu gelernten Fähigkeiten in möglichst vielen Situationen alleine ausprobieren. Dies wird Ihnen den Übergang zum Therapieende erleichtern. Haben Sie hierzu noch Fragen?" Bei der Darstellung des Therapieverlaufs muß darauf geachtet werden, daß die Informationen so formuliert werden, daß sie dem Patienten eine Orientierung über den weiteren Verlauf ermöglichen, ohne ihn durch zu detaillierte Informationen zu ängstigen. Äußerungen wie „Sie werden in der Therapie in massiv angstauslösende Situationen gehen müssen, damit Sie die Angst überwinden" können im Erstgespräch bei dem Patienten so starke Erwartungsangst auslösen, daß er die Therapie erst gar nicht antritt. Diese Informationen sollten dem Patienten erst in einer späteren Phase der Therapie vermittelt werden, wenn er eine vertrauensvolle Beziehung zum Therapeuten aufgebaut hat.

Überblick zur Therapie

3.2 Differentialdiagnose mit strukturiertem Interview

Im zweiten Schritt wird die konkrete Differentialdiagnose gestellt. Für die Therapieplanung muß zunächst abgeklärt werden, ob Psychosen, Depressionen oder eine Abhängigkeitsproblematik vorliegen. Alle diese Störungen können andere Behandlungsmaßnahmen notwendig machen. Das Vor-

Abgrenzung von Psychosen, Depressionen und Abhängigkeitsstörungen

liegen einer *Psychose* bedeutet in aller Regel, daß diese zunächst behandelt werden sollte. Erst danach kann entschieden werden, ob gegebenenfalls vorliegende Angststörungen auch unabhängig von der Psychose noch eine Behandlung erforderlich machen.

Auch *Depressionen* stellen ein bedeutendes differentialdiagnostisches Problem dar. Hier ist es besonders wichtig, den zeitlichen Zusammenhang zwischen den verschiedenen Beschwerden zu betrachten. Angststörungen führen häufig zu einer sekundären Depression. Falls die Ängste nur in Phasen schwerer Depression auftreten, kann es notwendig sein, zuerst die Depression zu behandeln.

Andere häufige Komplikationen sind Versuche zur Selbst-Behandlung mit Hilfe von *Medikamenten und Alkohol.* In manchen Fällen erfordert dies eine direkte Behandlung. Der Beginn eines Mißbrauchs illegaler Drogen nach Einsetzen der Angststörung ist dagegen sehr selten. Um genauen Aufschluß über die Medikamente zu bekommen, die die Patienten einnehmen, haben sich zwei Maßnahmen bewährt: Zum einen wird den Patienten eine Liste der handelsüblichen Anxiolytika, Antidepressiva und Betarezeptorenblocker vorgelegt, da das passive Wiedererkennen leichter fällt als die aktive Aufzählung der eingenommen Substanzen. Zum anderen werden die Patienten gebeten, die Packungen aller Medikamente mitzubringen, die aktuell eingenommen werden.

„Einen Zwangspatienten erkenne ich sofort, wenn er zur Tür hereinkommt"

Alte diagnostische Methoden, wie die Analyse der Körperhaltung, des Gangs oder Körperbaus mögen als Grundlage für die hier zitierte Äußerung eines langjährig klinisch tätigen Diplom-Psychologen gedient haben. Mit dem Wissen, das wir heute über die Klassifikation psychischer Störungen haben, erscheint ein solches Vorgehen jedoch nicht nur unprofessionell, sondern vielmehr unseriös. Die modernen Klassifikationssysteme haben eine Reihe innovativer Verbesserungen mit sich gebracht. Durch ihre präzise Darstellung psychischer Störungen sind sie jedoch sehr umfangreich geworden und für den einzelnen Diagnostiker kaum noch zu überschauen. Ohne geeignete Hilfsmittel ist es daher eine schwierige Aufgabe, diagnostische Informationen sorgfältig und zugleich mit möglichst geringem Aufwand zu erheben. Weitere Probleme bei der Diagnostik psychischer Störungen stellen zudem die sogenannte *„Bestätigungsdiagnostik"* und die *Komorbidität* psychischer Störungen dar. Die Gefahr der „Bestätigungsdiagnostik" rührt daher, daß wir dazu neigen, uns rasch Hypothesen zu bilden – etwa aufgrund der Art, wie der Patient zur Tür hereintritt –, die wir dann möglichst bestätigen wollen. Vermuten wir erst einmal ein bestimmtes Problemfeld bei einem Patienten, so wird dadurch unsere Wahrnehmung und unser Vorgehen oft erheblich beeinflußt. Besonders problematisch ist dies im Zusammenhang mit dem zweiten Punkt der Komorbidität. Wie die moderne epidemiologische Forschung gezeigt hat, treten psychische Störungen selten allein auf. In der Regel hat ein gegebener Patient mehr als eine Störung, was dann „Komorbidität" genannt wird. Das Problem für die Diagnostik besteht darin, daß der Diagnostiker nach Sicherung der ersten Diagnose einfach aufhören könnte, weiter zu schauen. Dies führt typischerweise dazu, daß Störungen, die mit mehr bzw. leichter beobachtbarem Verhalten einhergehen, eher festgestellt werden. Außerdem besteht die Gefahr, daß bei Vorliegen einer sozial weniger stigmatisierten Störung (z. B. Tierphobie), andere Störungen, eventuell klinisch bedeutsamere Störungen (z. B. Bulimie) übersehen werden. Eine standardisierte Form der Befunderhebung mit strukturierten Interviews verspricht hier Abhilfe oder zumindest eine Verbesserung des Zustandes.

Einsatz von strukturierten Interviews

Bei der Differentialdiagnostik von Angststörungen sollten strukturierte Interviews zum Einsatz kommen. Sie erfassen anhand eines vorstrukturierten Leitfadens die für die Diagnostik notwendigen Informationen. Dabei sind der Wortlaut der Fragen, deren Reihenfolge, Sprungregeln zum Auslassen von Fragen und Antwortkategorien im Leitfaden vorgegeben. Im deutschen Sprachraum stehen z. Zt. zwei strukturierte Interviews zur Verfügung: „Strukturiertes Klinisches Interview für DSM-IV, Achse I (SKID-I)", (Wittchen et al., 1997), „Diagnostisches Interview bei psychischen Störungen, DIPS"[2], (Margraf et al., 1994). Die beiden Interviews unterscheiden sich darin, daß das DIPS neben den Daten, die zur Diagnosestellung von ICD und DSM notwendig sind, therapierelevante Informationen erfaßt.

Kurzbeschreibung des DIPS

Diagnosen im DIPS

Das DIPS erfaßt die für die psychotherapeutische Arbeit wichtigsten Störungskategorien. Konkret ermöglicht es die Differentialdiagnose der Angst-, Affektiven, Somatoformen und Eßstörungen sowie des Substanzmißbrauchs/-abhängigkeit und den Ausschluß von Psychosen. Vor allem aber erhebt es auch über die rein klassifikatorische Diagnostik hinaus klinisch relevante Informationen zur Therapieplanung: Fragen zur Entstehung und zum Verlauf der Probleme, zu situativen und kognitiven Einflußfaktoren sowie detaillierte Skalen zur Einschätzung der Symptome liefern die notwendige Basis für die Behandlung. So werden z. B. im Abschnitt „Agoraphobie" sehr ausführlich und detailliert Informationen über das Ausmaß der Angst und Vermeidung in typischen agoraphobischen sozialphobischen Situationen erfaßt. Mit Hilfe dieser Informationen

Therapierelevante Informationen

2 Auf der Basis des DSM-IV steht zur Zeit eine unveröffentlichte Forschungsversion zur Verfügung (F-DIPS, Margraf et al., 1996), die klinische Version des DIPS für DSM-IV und ICD-10 ist zur Zeit in Vorbereitung (Schneider & Margraf).

kann direkt die individuelle Angsthierarchie des betreffenden Patienten erstellt werden, die die Grundlage für ein Konfrontationsprogramm darstellen kann. Ein weiteres Beispiel für die Therapiebezogenheit des DIPS sind die Fragen zu den Kognitionen während eines Panikanfalls im Abschnitt Panikstörung. Diese Informationen können direkt für die kognitive Reattribuierung im Rahmen der Panikbehandlung genutzt werden. Zur Veranschaulichung sind in Abb. 4 einige Fragen zur Diagnose der Agoraphobie aus dem DIPS dargestellt. Weiterhin werden eine psychiatrische Anamnese, eine Familienanamnese psychischer Störungen und die Achsen IV (Schwere psychosozialer Belastungsfaktoren) und V (generelles Anpassungs- bzw. Gesundheitsniveau) des DSM-IV erhoben. Die Durchführung des DIPS benötigt 60–90 Minuten, in Abhängigkeit davon, wieviele Störungsbilder bei dem einzelnen Patienten vorliegen. In Untersuchungen zur psychometrischen Qualität des DIPS konnte gezeigt werden, daß das Interview auch unter „schwierigen" klinischen Bedingungen zufriedenstellende Reliabilitäten und Validitäten aufwies.

Aufbau des DIPS

Das Mini-DIPS

Für besonders erfahrene Diagnostiker kann das Mini-DIPS (Margraf, 1994) eine Alternative zu dem ausführlichen DIPS sein. Das Mini-DIPS dient der raschen, überblicksartigen Erfassung psychischer Störungen nach den Kriterien des DSM-IV und ICD-10. Der wesentliche Unterschied zum DIPS oder SKID liegt in der außerordentlichen Kürze der Durchführung (Dauer ca. 30 Minuten), die durch eine Reihe methodischer Neuerungen möglich wurde, ohne daß ein inakzeptabler Qualitätsverlust in Kauf genommen werden mußte. Anfänger sollten jedoch zunächst anhand des DIPS oder SKID die Differentialdiagnostik psychischer Störungen erlernen, bevor sie auf das Mini-DIPS zurückgreifen.

3.3 Organische Differentialdiagnose

Der dritte diagnostische Schritt beinhaltet die Abklärung möglicher organischer Ursachen und Komplikationen. Die meisten Patienten mit Panikanfällen und Agoraphobien haben bereits zahlreiche organmedizinische Untersuchungen hinter sich, bevor sie psychologische Behandlung aufsuchen. Falls dies nicht der Fall ist, sollte eine medizinische Untersuchung eingeleitet werden, da eine Reihe von organischen Syndromen mit Ängsten verbunden sein können. Für eine weitere Darstellung der organischen Differentialdiagnose verweisen wir auf Strian et al. (1996).

Organische Erkrankungen äußerst selten

In unserer Erfahrung mit mehreren hundert Angstpatienten zeigte sich, daß das tatsächliche Vorliegen einer bedeutsamen organischen Krankheit eine seltene Ausnahme darstellt. Trotz dieser Beobachtung sollte in jedem Fall eine somatische Differentialdiagnose durchgeführt werden, auch wenn dies für manche Patienten belastend ist und dadurch weitere Kosten entstehen.

ANGSTANFÄLLE/PANIKSYNDROM

1. *Gab es Zeiten, in denen Sie ganz plötzlich einen Ansturm intensiver Angst oder Furcht oder das Gefühl eines drohenden Unglücks spürten?*

JA ____ **NEIN** ____

Falls NEIN, weiter zu Agarophobie (S. 11)

2. *In welchen Situationen hatten Sie diese Gefühle?*

____

____

2.1. *Entstanden diese Gefühle manchmal „wie aus heiterem Himmel" oder während Sie alleine zuhause waren oder in Situationen, in denen Sie nicht erwarteten, daß Sie auftreten?*

JA ____ **NEIN** ____

Falls der Patient andeutet, daß die Paniksymptome nur in spezifischen Situationen auftreten (z. B. öffentliches Sprechen, Höhen, Autofahren usw.), ist zur Abgrenzung von einer Sozialphobie oder einer Agoraphobie ohne Anamnese von Panikanfällen eine weitere Befragung notwendig, um zu bestimmen, ob die Symptome unmittelbar bei Konfrontation mit der Situation auftreten. (Fragen 2.2, 2.3)

2.2 *Traten Ihre Angstanfälle nur in Situationen auf, in denen Sie mit anderen Personen zusammen waren (z.B. beim öffentlichen Sprechen)?*

JA ____ **NEIN** ____

2.3 *Wenn Sie der (phobischen Situation) ausgesetzt sind, entsteht dann die Angst in dem Moment, in dem Sie sich der Situation aussetzen bzw. kurz davor oder entsteht sie manchmal später oder unerwartet (ganz ohne Zusammenhang mit der Situation)?*

Verspätet: JA ____ **NEIN** ____

Falls JA bei 2.2 oder NEIN bei 2.1 oder 2.3,
Weiter zu Agorophobie (S. 11)

3. *Wie lange dauert es gewöhnlich, bis der Angstanfall intensiv wird (mindestens 4 Symptome)*

____ **Minuten**

4. *Wie lange bleibt die Angst gewöhnlicherweise auf ihrem Höhepunkt?*

____ **Minuten**

5. *Wann waren die Angstanfälle am schwersten?* **VON** ____ **BIS** ____

5.1 *Wie häufig waren die Angstanfälle während dieses Zeitraumes?*

____

5.2 *Warum empfanden Sie die Angstanfälle in diesem Zeitraum als am schwersten (waren sie besonders häufig, intensiv etc.)?*

____

Abbildung 4:
Beispielseite aus dem „Diagnostischen Interview bei psychischen Störungen (DIPS)" (Margraf et al., 1994).

Der routinemäßige Ausschluß organischer Ursachen ist angesichts der negativen Folgen beim Übersehen einer behandlungswürdigen und vielleicht sogar lebensbedrohenden Krankheit eine absolute Notwendigkeit.

Kooperation mit Hausärzten

Für die organische Differentialdiagnose bietet es sich an, den Patienten an seinen Hausarzt zu verweisen, da dieser den Patienten in der Regel schon über mehrere Jahre kennt. Hierzu ist es hilfreich dem Patienten, das in Anhang 2 dargestellte Formular mitzugeben. Es bietet dem Hausarzt eine Orientierung, was er bei der Differentialdiagnostik berücksichtigen sollte. Hat der Patient keinen Hausarzt, sollte der Therapeut einen kooperierenden Allgemeinmediziner dem Patienten nennen können, der mit der Symptomatik der Panikstörung und Agoraphobie vertraut ist.

3.4 Problemanalyse und weitere diagnostische Maßnahmen

3.4.1 Problemanalyse

Die Rolle der Problemanalyse im Rahmen von Ängsten muß aufgrund neuerer Studien (Schulte, 1996) überdacht werden. So konnte Schulte (1991) zeigen, daß bei Agoraphobien ein standardisiertes Konfrontationsprogramm einem auf der Verhaltensanalyse basierenden individuell geplanten Behandlungsprogramm überlegen war. Schulte (1992) resümiert daher, daß auf der obersten Entscheidungsebene einer Therapieplanung, unabhängig von dem Ergebnis der Problemanalyse, Konfrontationsverfahren indiziert sind. Zumindest für Störungsbilder wie Panikstörung und Agoraphobie ist es demnach sinnvoll, auf der Basis der klassifikatorischen Diagnostik Therapieentscheidungen zu treffen. Dies bedeutet eine gewisse Abkehr vom traditionellen verhaltenstherapeutischen Vorgehen, bei dem die Therapieplanung immer auf der Problemanalyse aufbaut. Für die individuelle Ausgestaltung der Konfrontationsverfahren jedoch ist es notwendig, anhand einer Problemanalyse die Bedingungen zu analysieren, die die Ängste auslösen, verschlimmern, verringern und aufrechterhalten (vgl. hierzu auch Bartling et al., 1992 und Schulte, 1976, 1996).

Indikation auf der Basis klassifikatorischer Diagnostik

Beachte: Für die Planung einer individualisierten Konfrontationstherapie reicht es nicht aus, lediglich die Art der vermiedenen Situationen zu wissen, z. B. daß der Patient Angst hat, in ein Kino zu gehen. Vielmehr muß genau exploriert werden, ob das Kino groß oder klein und stickig sein soll, ob viele oder wenige Menschen im Kino sein sollen, ob die Art des Films einen Einfluß auf die Angst hat etc. Werden die genauen situativen Bedingungen zur Angstauslösung nicht sorgfältig exploriert, kann es passieren, daß Patient und Therapeuten zwar gemeinsam im Kino sitzen, der Patient aber keine Angst entwickelt. Statt eines kleinen engen Kinos hat der Therapeut ein großes leeres Kino ausgewählt, das der Patient mit vergleichsweise wenig Angst auch alleine aufsuchen könnte. Somit wurden in diesem Beispiel kostbare Therapiestunden nicht sinnvoll eingesetzt.

Weitere wichtige Informationen, die für die individuelle Therapieplanung erfragt werden sollten, sind: welches hilfesuchende Verhalten zeigt der Patient, welche Behandlungsversuche sind bisher unternommen worden, welche Bewältigungsstrategien wendet der Betroffene an, um mit seinen Ängsten fertig zu werden, wie reagieren wichtige Bezugspersonen auf die Angst? Hier ergibt sich oft ein direkter Zusammenhang mit den Erklärungen, die die Patienten für ihr Problem haben. Alle diese Variablen müssen im Gespräch exploriert werden. Sie können im Laufe der Therapie genutzt werden, um dem Patienten ein glaubwürdiges Erklärungsmodell für seine Ängste zu geben.

Bisherige Bewältigungsstrategien

Beachte: Bei der Durchführung der Problemanalyse müssen im wesentlichen die spezifischen Situationen, in denen Angst ausgelöst wird, die Körperempfindungen und die zentralen individuellen Kognitionen während der phobischen Reaktion exploriert werden.

3.4.2 Klinische Fragebogen

Zusätzlich zu dem Gespräch können spezielle klinische Fragebogen dazu dienen, wichtige Informationen effizient zu erheben und den Verlauf der Therapie zu dokumentieren. Welche Fragebogen speziell für den Einsatz bei Patienten mit Panikstörung oder Agoraphobie geeignet sind, ist in Abschnitt 1.7 dargestellt.

Praktische Hinweise für den Einsatz von Fragebogen und Ratingskalen

Einführung des Fragebogens

Vor der Anwendung von Fragebogen und Ratingskalen sollten diese Verfahren dem Patienten kurz vorgestellt und begründet werden. Ihm sollte erläutert werden, daß die Fragebogen und Ratingskalen sowohl zu diagnostischen Zwecken als auch zur Erfolgsmessung der Behandlung eingesetzt werden. Grundsätzlich sollte der Therapeut dem Patienten anbieten, jederzeit Fragen zu stellen, wenn ihm bzgl. der Fragebogen etwas unklar ist. Auch auf mögliche Fragen des Datenschutzes sollte der Therapeut verständnisvoll eingehen.

Rückmeldung zu den Fragebogen

Nach der Auswertung der Fragebogen und Ratingskalen gibt der Therapeut dem Patienten Rückmeldung über die Befunde. In diesem Auswertungsgespräch sollte der Therapeut auch erfragen, ob wichtige Aspekte des Problemverhaltens des Patienten durch die vorgelegten Verfahren nicht abgedeckt wurden. In jüngster Zeit wurden von verschiedenen Arbeitsgruppen computerisierte Auswertungsprogramme für eine Reihe von Fragebogen und Ratingskalen entwickelt, die eine anschauliche Aufbereitung der Daten ermöglichen (vgl. z. B. Grawe und Braun 1994). Anhand von etwa graphischen Darstellungen können dann dem Patienten die Befunde kurz erläutert werden. Insbesondere bei Abschluß der Therapie ist die graphische Darstellung der Veränderung durch die Therapie besonders hilfreich.

3.4.3 Tagebücher

Ein weiteres wichtiges Hilfsmittel zur Erfassung der Ängste sind standardisierte Tagebücher, die die Patienten vom Erstgespräch an bis zum Ende der Therapie führen. Dabei ist es wichtig, nicht nur die Ängste und die sie umgebenden Umstände zu erfassen, sondern auch einen generellen Überblick über die Aktivitäten der Patienten zu gewinnen. Viele Ängste treten im Zusammenhang mit bestimmten Aktivitäten oder Situationen auf, wobei die Betroffenen dies ohne sorgfältige Selbstbeobachtung oft nicht erkennen. Insbesondere beim Vorliegen von agoraphobischem Vermeidungsverhalten müssen Angstanfalls-Tagebücher also durch Aktivitäts-Tagebücher ergänzt werden. Gar mancher Patient erlebt nur deswegen keine Ängste bzw. Panikanfälle mehr, weil er die auslösenden Situationen erfolgreich vermeidet. Diese Vermeidung kann so subtile Formen annehmen, daß sie für Außenstehende nicht mehr als Einschränkung der Lebensführung sichtbar wird und teilweise auch den Betroffenen selbst nicht mehr auffällt, nichtsdestotrotz aber zur Aufrechterhaltung des problematischen Verhaltens beiträgt. Die von uns benutzten standardisierten Tagebücher bei Patienten mit Panikstörung und Agoraphobie sind in Anhang 3 und 4 wiedergegeben. Selbst-Beobachtungen mit Hilfe von Tagebüchern ergeben in der Regel zusätzliche wichtige Informationen zu den klinischen Interviews und Fragebögen. Darüber hinaus sind sie bedeutsame Hilfsmittel in der Therapie und erlauben eine kontinuierliche Kontrolle des Therapiefortschritts.

Angstanfalls- und Aktivitätstagebuch

Rückblickend war es immer schlimmer

Die neuere Forschung zu der Anwendung von Tagebüchern erbrachte interessante Ergebnisse: Vergleicht man die Angaben von Patienten zu psychischen Beschwerden, die retrospektiv z. B. anhand eines strukturierten Interviews erhoben werden, mit den Angaben, die anhand von Tagebüchern sofort erfaßt werden, so kann festgestellt werden, daß sich zwischen den Angaben der Patienten Diskrepanzen ergeben. In mehreren Studien konnten wir bei der Befragung von Patienten mit Panikstörung zu Auftretenshäufigkeit und Symptomatik von Angstanfällen folgende Beobachtung machen: Bei der retrospektiven Befragung gaben die Patienten erheblich mehr Angstanfälle und mehr Symptome während eines Angstanfalls an als bei sofortiger Erfassung im Tagebuch (Margraf et al., 1987). Inwieweit es sich hier um die in der Literatur berichtete Reaktivität der Selbstbeobachtung handelt, kann nicht abschließend geklärt werden. Doch deuten unsere Ergebnisse eher darauf hin, daß es sich möglicherweise um Verzerrungstendenzen zuungunsten der retrospektiven Befragung handelt. Demnach erinnern Patienten rückblickend ihr Problemverhalten als schwerer und häufiger im Vergleich zu sofort erfragten Aspekten des Problemverhaltens.

Therapeutisch betrachtet fördert der Einsatz von Tagebüchern die Schaffung von Selbstverantwortung des Patienten für das konkrete Problem und erhöht somit die Motivation. Es fördert darüber hinaus die Selbstkontrolle und Selbstregulation. Sie sind daher nicht nur ein methodisch sorgfältiges Hilfsmittel, sondern können auch als therapeutische Intervention im Hinblick auf die Übernahme von mehr Selbstverantwortung des Patienten betrachtet werden.

Praktische Hinweise für den Einsatz von Tagebüchern

Aufklärung über die Bedeutung der Tagebücher

Das Tagebuch sollte sofort ab der ersten oder zweiten Therapiesitzung eingeführt werden. Bevor der Patient das Tagebuch einsetzt, muß er sorgfältig über die Bedeutung aufgeklärt und in die Durchführung des Tagebuchs eingeführt werden. Der Patient wird darüber informiert, warum und was er in das Tagebuch einträgt sowie wann, wo und wie er die Information einträgt. Ihm wird erläutert, daß mit Hilfe des Tagebuchs wichtige Informationen zum Verständnis des Problemverhaltens direkt erfaßt werden können. Im Unterschied zu einer retrospektiven Befragung erlaubten die sofortigen Eintragungen genauere Informationen über die einzelnen Bestandteile des Problemverhaltens, insbesondere Informationen zu aktuellen Symptomen, Gedanken und Gefühlen sowie zu Merkmalen der Situation. Erst mit Hilfe dieser Informationen kann analysiert werden, wodurch das Problemverhalten entsteht bzw. aufrechterhalten wird. Aufbauend auf dieser Analyse können dann Veränderungsschritte überlegt und eingeleitet werden.

Vor dem 1. Einsatz Tagebuch gemeinsam ausfüllen

Bevor der Patient das Tagebuch zum ersten Mal zu Hause einsetzt, sollte der Therapeut auf jeden Fall gemeinsam mit dem Patienten die im Tagebuch geforderten Informationen anhand einer erst kurz zurückliegenden Situation, in der das Problemverhalten auftrat, eintragen. Der Therapeut kann sich hierbei einen Eindruck darüber verschaffen, ob der Patient die

Instruktionen verstanden hat und welche Fragen noch offen sind. Darüber hinaus ist es sinnvoll, zusätzlich zu der mündlichen Instruktion dem Patienten eine kurze schriftliche Instruktion zum Umgang mit dem Tagebuch mitzugeben.

Tagebuch in jeder Sitzung besprechen

Um die Mitarbeit des Patienten bei der Tagebuchführung sicherzustellen, ist es notwendig, das Tagebuch zu Beginn jeder Sitzung zumindest kurz gemeinsam zu besprechen. Hierdurch wird dem Patienten verdeutlicht, daß das Tagebuch wichtiger Bestandteil der Therapie ist. Es sollte erfragt werden, ob Probleme mit dem Tagebuch aufgetaucht sind, und im späteren Verlauf der Therapie sollten an dieser Stelle erwünschte Veränderungen des Problemverhaltens vom Therapeuten angesprochen und verstärkt werden.

Probleme beim Einsatz von Tagebüchern

Werden Tagebücher eingesetzt, so kann es insbesondere zu Beginn ihres Einsatzes zu unregelmäßigen Tagebucheintragungen oder fehlenden Notizen im Tagebuch kommen. In diesen Fällen sollte dies sofort mit dem Patienten besprochen werden. Dabei ist es aber wichtig, dem Patienten verständnisvoll und nicht mit Schuldzuweisungen entgegenzutreten. Das Besprechen von Unregelmäßigkeiten in der Tagebuchführung bringt in der Regel wichtige therapeutische Hinweise mit sich. Viele Angstpatienten nehmen zum Beispiel keine Eintragungen im Tagebuch vor, da sie durch diese Eintragungen im Anschluß an einen Angstanfall erneut Ängste entwickeln. Somit sind die fehlenden Tagebucheintragungen als Vermeidungsverhalten zu verstehen, denen der Therapeut mit Verständnis begegnen sollte. In anderen Fällen können unregelmäßige Tagebucheintragungen des Patienten Ausdruck einer mangelnden Compliance bzgl. des Erklärungsmodells der Therapie oder einer gestörten Therapeut-Patient-Beziehung sein.

3.4.4 Hyperventilationstest

Mit Abschluß der Diagnostik sollten alle Informationen vorliegen, die für die Planung und den Beginn der Behandlung notwendig sind. Die Therapie erbringt oft weitere Informationen, die ihrerseits wieder einen Einfluß auf den Verlauf der Behandlung haben. So spielt bei vielen Patienten Hyperventilation eine wichtige Rolle als angstauslösendes oder verstärkendes Moment. Da die Betroffenen jedoch häufig nicht wahrnehmen, daß sie hyperventilieren, empfiehlt sich als diagnostische Maßnahme ein Hyperventilationstest. Obwohl dieser Test im großen und ganzen ungefährlich ist, sollte er erst nach der Abklärung möglicher organischer Komplikationen durchgeführt werden, da beispielsweise bei Epileptikern pathologische EEG-Veränderungen ausgelöst werden können. Der Hyperventilationstest sollte nach dem folgenden Schema durchgeführt werden (vgl. auch Margraf & Schneider, 1990a, S. 100 ff).

1. Exploration der Symptome während eines typischen Panikanfalls
2. Erläuterung des Hyperventilationstests
3. Durchführung des Hyperventilationstests
4. Auswertung des Hyperventilationstests
5. Die Symptome des Hyperventilationstests werden mit denen während eines Angstanfalls verglichen
6. Erarbeiten von Implikationen, die sich aus der Ähnlichkeit der Symptome während des Tests und der Angstanfälle ergeben

3.5 Indikation

Das im folgenden vorgestellte kognitiv-verhaltenstherapeutische Behandlungsprogramm (vgl. Abschnitt 4.1.1) eignet sich am besten für Angstpatienten, die unter einer Panikstörung ohne oder mit leichter bis moderater Agoraphobie leiden. Also Patienten, bei denen plötzlich auftretende Panikanfälle im Vordergrund stehen und agoraphobisches Vermeidungsverhalten dagegen in den Hintergrund tritt. Für Patienten mit starkem agoraphobischem Vermeidungsverhalten (Agorphobie ohne Panikstörung bzw. mit leichter bis mittelstarker Agoraphobie) ist hingegen die Konfrontationsbehandlung wie sie in Abschnitt 4.1.2 vorgestellt wird die Methode der Wahl. Zeigen Patienten sowohl plötzliche Panikanfälle als auch agoraphobisches Vermeidungsverhalten empfiehlt sich eine Kombination der beiden Behandlungsansätze. Begonnen werden sollte dabei mit dem Symptomkomplex, der schwerer ausgeprägt ist.

Komorbidität von Angst und Depression

Bei Patienten, bei denen Angst und Depression gleichzeitig auftreten, ist zunächst die zeitliche Abfolge der beiden Beschwerdenkomplexe abzuklären. Ist die Depression eine Folgeerscheinung der Angst, so sollte zunächst die Angstsymptomatik behandelt werden. In mehreren Studien konnte übereinstimmend gezeigt werden, daß mit der Reduktion der Angstsymptomatik eine Verbesserung der Depression einhergeht (Margraf und Schneider, 1992). Tritt hingegen die Angstsymptomatik immer nur in Phasen von Depression auf, empfiehlt es sich, zunächst eine Depressionsbehandlung durchzuführen und evtl. daran anschließend eine Angstbehandlung.

Komorbidität mit anderen Störungen

Falls Patienten mehrere psychische Störungen gleichzeitig aufweisen, sollte mit dem Beschwerdekomplex begonnen werden, der für den Patienten am meisten beeinträchtigend ist. Liegen jedoch mehrere gleich schwere psychische Störungen vor, bietet es sich an, zunächst mit der Angstbehandlung zu beginnen, da sie hohe Erfolgsaussichten in vergleichsweise kurzer Zeit bietet. Im Anschluß an eine erfolgreiche Angstbehandlung können dann weitere Probleme des Patienten auf dieser Basis meist umso besser angegangen werden.

4 Behandlung

4.1 Darstellung der Therapiemethoden

4.1.1 Behandlung von Panikanfällen

Die direkte Behandlung von Panikanfällen steht erst seit kurzem im Mittelpunkt des Interesses. Bis vor wenigen Jahren beschäftigte sich die Verhaltenstherapie vor allem mit Phobien und Zwängen. Selbst bei Agoraphobikern wurden Panikanfälle kaum beachtet. Eine Ursache dafür lag sicher an dem Mangel an erfolgversprechenden Behandlungsansätzen. In den letzten zehn Jahren wurden jedoch von verschiedenen Autoren sehr gute Erfolge mit der gezielten Behandlung von Panikanfällen berichtet. Die meisten Ansätze kombinieren (1) die Konfrontation mit internen Reizen (besonders körperlichen Symptomen) mit (2) der Vermittlung von Strategien zur Bewältigung von Angst und körperlichen Symptomen und (3) kognitiven Methoden, die auf eine veränderte Interpretation der ursprünglich als bedrohlich erlebten Angstsymptome abzielen. Diese Verfahren wurden hauptsächlich für Patienten mit Panikstörung ohne phobisches Vermeidungsverhalten entwickelt, sind jedoch auch sinnvoll in der Behandlung agoraphobischer Patienten mit „spontanen" Panikanfällen, da Rückfälle bei Agoraphobikern häufig dem Auftreten von einem oder mehreren erneuten Panikanfällen zu folgen scheinen.

Behandlungsinhalte

Als Beispiel für das konkrete Vorgehen wird im folgenden das von uns entwickelte *kognitiv-verhaltenstherapeutische Behandlungsprogramm* für Panikanfälle (Margraf & Schneider, 1990[3]) dargestellt. Die Effektivität dieses Programms wurde im Rahmen eines von der Deutschen Forschungsgemeinschaft unterstützten Projektes überprüft. Die Behandlungen erstrecken sich über 15 Sitzungen von je ca. 50 Minuten Länge[4]. Es werden nur Einzeltherapien durchgeführt. Die ersten 10 Sitzungen finden zweimal wöchentlich statt, die letzten fünf Sitzungen einmal wöchentlich. Alle Sitzungen werden auf Tonband aufgenommen und die Patienten erhalten die Aufga-

Formale Gestaltung des Panik-Behandlungsprogramms

3 Eine überarbeitete Neuauflage des Behandlungsprogramms ist zur Zeit in Vorbereitung und wird voraussichtlich Ende 1998 erscheinen.

4 Frühere Mißverständnisse veranlassen uns zu der Feststellung, daß derartige Angaben unverbindliche Hinweise darstellen, die in der Praxis einer erheblichen Streuung unterworfen sind. In gleicher Weise kann natürlich auch der in unserem Behandlungsmanual angegebene typische Ablauf der Behandlung an individuelle Gegebenheiten angepaßt werden.

be, diese Bänder zuhause anzuhören. Alle dabei auftretenden Fragen und Zweifel werden dann in der folgenden Sitzung bearbeitet, was zur Auflösung von Mißverständnissen beiträgt und die Therapie erheblich effektiver gestaltet. Die Therapie besteht aus den *Komponenten Informationsvermittlung, kognitive Therapie und Konfrontation mit angstauslösenden Reizen*. Grundprinzip der Therapie ist es, nicht nur die Angst der Patienten zu reduzieren, sondern ihnen Fertigkeiten und Strategien zu vermitteln, die sie auch ohne Therapeuten selbständig einsetzen können.

Vermittlung eines Erklärungsmodells

Grundlage der Behandlung bildet die Vermittlung eines glaubwürdigen Erklärungsmodells für die Panikanfälle. Dies trägt zur Wirksamkeit und Akzeptanz der therapeutischen Maßnahmen, zur Generalisierung des Therapieerfolgs und zur Prophylaxe von Rückfällen bei. Eine weitere wichtige Funktion des Erklärungsmodells liegt in der Bereitstellung einer Alternative zu der Befürchtung vieler Patienten, an einer (unerkannten) schweren körperlichen oder psychischen Krankheit zu leiden. Viele Patienten reagieren auf das Erklärungsmodell mit Erleichterung, da sie endlich eine Erklärung für ihre Symptome bekommen. Bisher wurde ihnen in der Regel vermittelt, daß sie gesund seien und es keinen Grund für ihre Beschwerden gäbe.

Panikstörungen sind nicht „Nichts“

Für viele Patienten ist es ein großes Problem, daß die Diagnostik der Angstanfälle meist als Ausschlußdiagnose betrieben wird: Dies bedeutet, daß die Patienten oft auch vielen somatischen Untersuchungen unterzogen werden, an deren Ende typischerweise die Mitteilung steht, daß ihnen nichts fehle. Dies ist in der strikten Form nicht korrekt, denn die Patienten haben nicht „Nichts“, sondern sie weisen lediglich keine organische Pathologie auf, die ihre Beschwerden hinreichend erklären könnte. Zwischen Aussagen wie „Ihnen fehlt nichts“ oder „Sie sind kerngesund“ und dem subjektiv häufig dramatischen Empfinden der Symptome während eines Angstanfalls besteht eine Diskrepanz, die die Patienten zu Recht sehr belastet und sie oft an ihren Diagnostikern oder auch an sich selbst zweifeln läßt. Beide Alternativen sind für die Patienten negativ. Sollten die Diagnostiker im Unrecht sein, so könnte dies im Extremfall bedeuten, daß eine schwere körperliche Krankheit nicht erkannt und infolgedessen auch nicht behandelt wird. Falls aber die Patienten im Unrecht sind, so müssen sie nun grundsätzlich ihre Wahrnehmungen in Frage stellen und kommen nicht selten zu dem Schluß, daß sie an Halluzinationen leiden und im Begriff sind, den Verstand zu verlieren. Es ist daher ein legitimes Interesse der Patienten, endlich von ihren Therapeuten zu erfahren, „was mit ihnen los ist“. Dazu gehört zunächst eine Diagnose. Nach unserer Er-

Eine Diagnose beruhigt

fahrung sind viele Patienten erleichtert, wenn sie erfahren, daß ihre Beschwerden einen Namen haben. Es mag sein, daß dies bei einer epidemiologischen Stichprobe aus der Allgemeinbevölkerung anders wäre; bei behandlungssuchenden klinischen Patienten hingegen haben wir einen negativen „Etikettierungseffekt" im Sinne einer Stigmatisierung noch bei keinem Fall beobachtet. Die Diagnose erklärt den Patienten, daß sie nicht „Nichts" haben, sie vermittelt, daß das Problem bekannt ist, daß auch andere Menschen an diesen Beschwerden leiden und daß der Patient nun an einem Ort ist, wo man sich mit dem Problem (und hoffentlich auch seiner Lösung) auskennt.

Plausibles Erklärungsmodell erhöht die Motivation

Natürlich schließt sich an jede Diagnose sofort die Frage an, „wie kam es dazu?". Tritt nun zu der reinen Diagnose noch ein glaubwürdiges und für den Patienten nachvollziehbares Erklärungsmodell hinzu, so ist der Patient regelmäßig erleichtert und fühlt sich verstanden. Dies kommt nicht nur der therapeutischen Beziehung zugute, sondern es erhöht auch die Motivation für die weitere Therapie. Der vorgeschlagene Therapieplan sollte unmittelbar aus dem Erklärungsmodell abgeleitet werden, da gut begründete Maßnahmen von den Patienten eher motiviert durchgeführt werden als unbegründete bzw. nur mit der Autorität oder Erfahrung der Therapeuten begründete Interventionen.

Teufelskreis der Angst

Grundlage des Erklärungsmodells ist das oben besprochene psychophysiologische Modell. Die vereinfachte Version davon, die wir in der Therapie verwenden, ist in Abbildung 5 in allgemeiner Form dargestellt. Sowohl „spontan" auftretende Anfälle als auch starke Angstreaktionen in phobischen Situationen werden als Ergebnis eines „Teufelskreises" aus den individuell relevanten körperlichen Symptomen (z. B. Herzrasen, Schwindel), Kognitionen (z. B. „Ich könnte verrückt werden") und Verhaltensweisen (z. B. Hyperventilation) dargestellt.

Berücksichtigung individueller Erklärungen des Patienten

Bei der Vermittlung des Erklärungsmodells müssen die individuellen Erklärungsschemata der Patienten berücksichtigt werden. Die Aussagen der Therapeuten sollen auf die individuellen Symptome, Verhaltensweisen und Befürchtungen des Patienten zugeschnitten sein. Es wird eine möglichst einfache Sprache gewählt. Grundsätzlich muß das Erklärungsmodell für den Patienten plausibel sein, im Einklang mit möglichst vielen seiner wichtigen Überzeugungen stehen (auch nicht durch seine Erfahrungen falsifiziert werden) und eine Heilungsperspektive eröffnen. Durch gezielte Fragen werden die Patienten dazu angeleitet, den „Teufelskreis" bei ihren Panikanfällen anhand ihrer individuellen körperlichen Symptome (z. B. Herzrasen, Schwitzen), Gedanken (z. B. „Ich könnte verrückt werden") und Verhaltensweisen (z. B. Hyperventilation) zu entdecken.

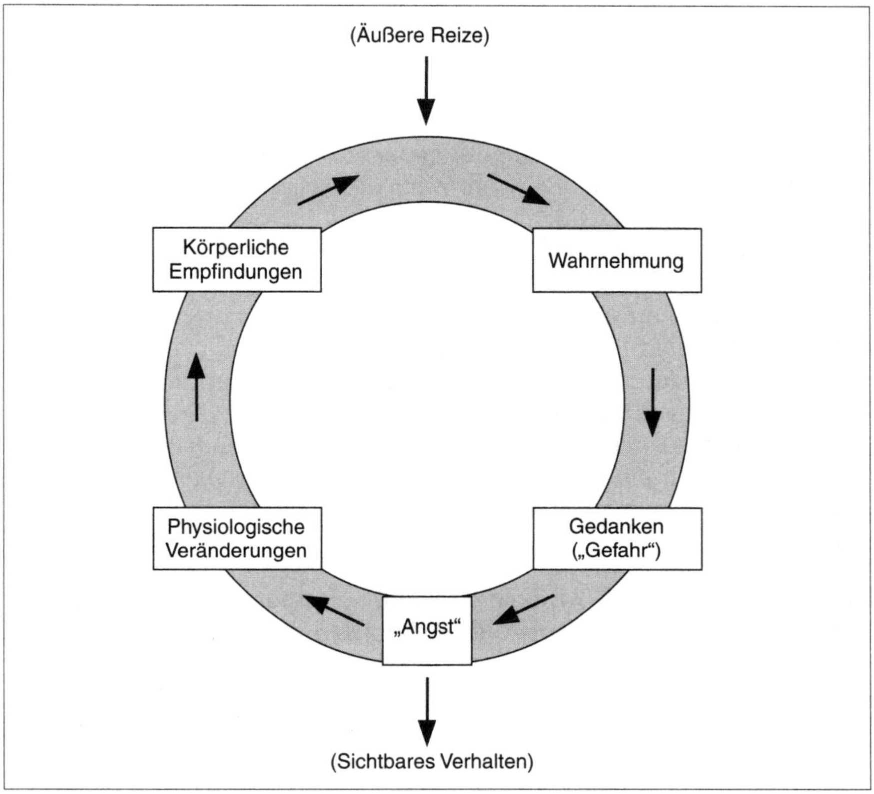

Abbildung 5:
Der „Teufelskreis" bei Angstanfällen. Dargestellt ist der typische Aufschaukelungsprozeß, der während Panikanfällen auftritt, und der für den raschen Angstanstieg verantwortlich ist (nach Margraf & Schneider, 1990).

Das „geleitete Entdecken"

In unserer Erfahrung hat es sich als sehr bedeutsam erwiesen, den Teufelskreis nicht in einer Art „Frontalunterricht" zu vermitteln, sondern mit Hilfe gezielter Fragen, den Patienten das Modell selbst entdecken zu lassen. Durch systematisches Nachfragen sollen dem Patienten neue Sichtweisen vermittelt werden. Wichtig ist, ihm dabei nicht zu widersprechen, sondern Alternativmodelle anzubieten (Konjunktiv!). Ein solches individuell erarbeitetes Teufelskreismodell ist in Abbildung 6 wiedergegeben.

Anhand eines Therapieausschnitts soll die Technik des geleiteten Entdeckens kurz dargestellt werden (Schneider & Margraf, 1994, S. 83-84).

Therapeut: „Womit hat ihr letzter Angstanfall angefangen?"
Patient: „Als erstes habe ich so eine Benommenheit im Kopf wahrgenommen, und dann fing auch schon sofort mein Herz an zu klopfen."
Therapeut: „Was haben Sie denn währenddessen gedacht?"

Patient: „Ich dachte sofort, oh Gott, jetzt fängt es wieder an, und ich habe auch sofort gemerkt, wie sich mir die Kehle zuschnürte."
Therapeut: „Wie ging es dann weiter? Was haben Sie noch an Symptomen gespürt, was kam dazu?"
Patient: „Also mein Herz klopfte immer stärker, und dann fing wieder diese Beklemmung in der Brust an. Wenn die da ist, dann weiß ich, daß es wieder ganz schlimm wird."
Therapeut: „Was haben Sie denn dann gedacht, als es so schlimm war, was ging Ihnen da durch den Kopf?"
Patient: „Ich dachte nur, bloß raus hier, sonst passiert was Furchtbares!"
Therapeut: „Was hätte denn passieren können?"
Patient: „Ich hatte Angst, daß ich umfallen würde, weil mein Herz das nicht mehr aushält. Ich hatte Angst, ich sterbe! Ich bin dann auch sofort aus dem Kaufhaus raus. Draußen ging es mir dann auch bald besser."
Therapeut: „Ich möchte das, was Sie gerade beschrieben haben, noch einmal kurz zusammenfassen, um zu sehen, ob ich Sie auch richtig verstanden habe..."

Angst vor der Angst zentral

Das Teufelskreismodell wird dann sowohl auf „spontan" auftretende Anfälle als auch auf übermäßige Angstreaktionen in angstauslösenden Situationen angewendet. Die Patienten werden darauf hingewiesen, daß der gemeinsame Nenner für ihre Probleme die „Angst vor der Angst" sei. Ihre Deutung der Symptome als Hinweise auf eine körperliche Bedrohung, sei

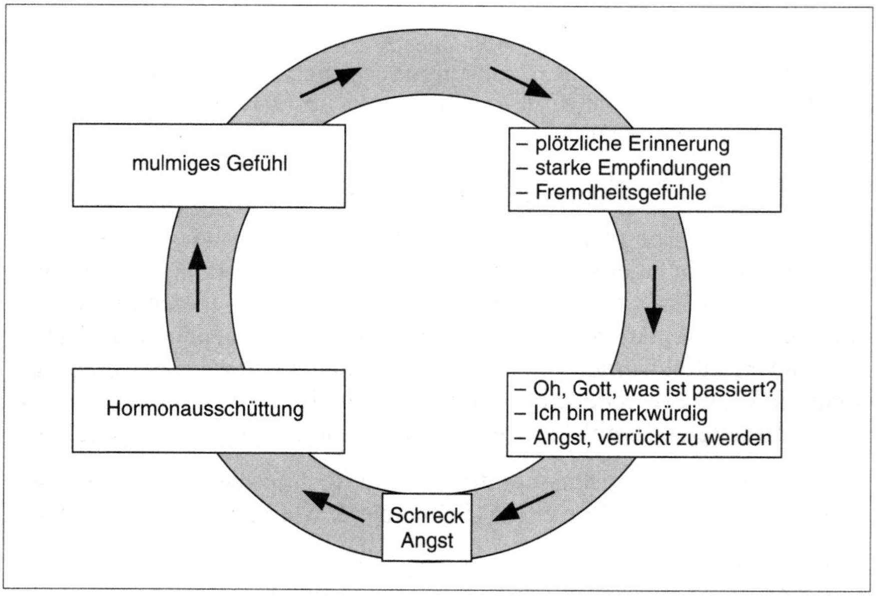

Abbildung 6:
Ein individualisierter „Teufelskreis für einen konkreten Patienten (nach Margraf & Schneider, 1996).

zwar verständlich, würde jedoch eine Verschlimmerung der Symptome und damit der Angst bewirken. Um sicherzustellen, daß die Prinzipien der Behandlung richtig verstanden werden, wird das vermittelte Wissen durch Rückfragen und Rollenspiele nachgeprüft. Weiterhin werden den Patienten schriftliche Ausarbeitungen der Informationen mit nach Hause gegeben. Der hier geschilderte Prozeß kann sich ggf. auch über mehrere Therapiesitzungen erstrecken. Auf keinen Fall sollte der Patient sich gedrängt fühlen, der Meinung des Therapeuten zuzustimmen. Zweifel sollten daher ausführlich und ohne vorgefaßte Meinung besprochen werden. Hilfreich ist oft die Hausaufgabe, bei den nächsten Angstanfällen doch einmal gezielt auf die besprochenen Zusammenhänge zu achten und die Beobachtungen dann in der Therapie durchzusprechen. Für den optimalen Erfolg ist es neben dem „geleiteten Entdecken" auch wichtig, das Entdecken möglicher Zusammenhänge möglichst von deren Veränderung zu trennen. Andernfalls überfordert man häufig den Patienten oder ruft durch den inhärenten Widerstand gegen Veränderung vorzeitig unnötige Probleme hervor.

Informationen über Angst müssen wiederholt werden

Häufige Probleme:

- Mangelnde Auseinandersetzung des Patienten mit dem psychologischen Erklärungsmodell.
- Patienten „überreden" statt „überzeugen" wollen.
- „Therapeutischer Overkill": Patienten argumentativ in die Enge treiben, „Kreuzverhör".

Korrektur der Fehlinterpretationen körperlicher Symptome

Aus dem Erklärungsmodell werden die weiteren Behandlungsschritte abgeleitet. Der Patient muß verstehen, daß seine Probleme vor allem durch die Fehlinterpretation körperlicher Empfindungen oder anderer Angstsymptome als Zeichen drohender Gefahr aufrecht erhalten werden. Die folgende Tabelle 4 gibt Beispiele für die typischen Fehlinterpretationen von Panikpatienten.

Diese Fehlinterpretationen müssen verändert werden. Dazu wird ein *allgemeines Korrekturschema* angewendet, daß aus den folgenden acht Schritten besteht:

1. Identifikation der Fehlinterpretation.
2. Einschätzung des Ausmaßes, in dem die Patienten von der Fehlinterpretation überzeugt sind („Überzeugungsrating" auf einer Skala von 0 % bis 100 %), getrennt für den Zeitpunkt während eines Panikanfalls und außerhalb eines Panikanfalls.
3. Sammeln aller Daten, die für die Fehlinterpretation sprechen.
4. Sammeln aller Daten, die gegen die Fehlinterpretation sprechen (diesen Schritt erst einleiten, wenn wirklich alle Argumente für die Fehlinterpretation vorliegen).

5. Erstellen einer alternativen Erklärung (hier wird das geleitete Entdecken aufgegeben, mögliche Überleitung: *„Wir haben jetzt sowohl Argumente dafür als auch dagegen. Ihre bisherige Annahme kann nur die eine Seite erklären, wir brauchen aber eine Erklärung für alles.“*)
6. Sammeln aller Daten, die für die alternative Erklärung sprechen (hierfür eventuell auch noch einmal die Daten aus den Schritten 3 und 4 durchgehen).
7. Überzeugungsrating für die Fehlinterpretation.
8. Überzeugungsrating für die alternative Erklärung.

Tabelle 4:
Typische Fehlinterpretationen von Panikpatienten (nach Margraf und Schneider, 1990)

Symptome	Gedanken/Interpretation
Palpitationen	Herzrasen
Brustschmerzen	Ich bekomme einen Herzinfarkt.
Schwitzen	
Atembeschwerden	
Schwindel	
Schwächegefühle	Ich werde in Ohnmacht fallen.
Benommenheit	Ich habe einen Hirntumor.
Visuelle Symptome	Ich bekomme einen Schlaganfall.
Zittern, Blässe	
Atemnot	
Würgegefühl	Ich ersticke.
Kloß im Hals	
Kribbeln im Körper	Ich werde gelähmt, bin schwer krank.
Derealisations- und	
Depersonalisations-Gefühle	Ich verliere die Kontrolle über mich.
Rasende Gedanken	Ich werde verrückt.
Konzentrationsstörungen	
Alle intensiven Angstsymptome	Diese Angst bringt mich um.

Dieser Teil der Therapie ist neben der Vermittlung des Erklärungsmodells zentral für die Reduktion der Panikanfälle, gleichzeitig aber erfahrungsgemäß besonders schwierig. Eine große Bedeutung kommt den Argumentationsstrategien der Therapeuten zu.

Praktische Tips für die Korrektur der Fehlinterpretationen

Es bedarf rhethorischen Geschicks und Einfühlungsvermögens, die Fehlinterpretationen der Patienten zu diskutieren, ohne den Patienten überreden zu wollen. Dabei sind die folgenden Punkte wichtig:
- geleitetes Entdecken,
- immer wieder die Sichtweise des Patienten aufgreifen (statt ständig eine neue Perspektive zu „verkaufen“),

- jegliche Fragen und Zweifel aktiv ermutigen und ausgiebig besprechen,
- Entscheidungskonflikte aufbauen (Extrempositionen!),
- und vor allem Geduld (den Patienten nicht drängen)!

Das Einhalten der Reihenfolge des in dem obigen „Korrekturschema“ dargestellten Vorgehens dient der *Minderung von Widerstand*, da der Patient erst ausführlich über seine Befürchtung sprechen kann (Schritt 3), bevor Gegenargumente (Schritt 4) erörtert werden. Das folgende Beispiele soll einen Eindruck vermitteln, wie etwa die Schritte drei und vier des Korrekturschemas durchgeführt werden können.

Therapeut: „Ich möchte jetzt gemeinsam mit Ihnen alle Gründe sammeln, die dafür sprechen, daß Sie während eines Anfalls einen Herzinfarkt bekommen könnten. Wichtig ist hierbei, daß Sie wirklich alle Gründe nennen, die Ihnen dabei durch den Kopf gehen, auch wenn Sie Ihnen jetzt außerhalb des Anfalls als wenig wahrscheinlich erscheinen. Anschließend wollen wir uns das alles noch einmal genauer anschauen.“
Patient: „Also, ich kann mir nicht vorstellen, daß so ein starkes Herzklopfen einfach nur Angst ist. Und wenn es Angst ist, müssen doch so massive Symptome auf die Dauer für mein Herz schädlich sein.“
Therapeut: „Was gibt es noch für Gründe, die für ihre Befürchtung sprechen?“
Patient: „Ja und dann denke ich natürlich, daß ich ja erblich belastet bin. Mein Vater ist mit 54 Jahren an Herzinfarkt gestorben. Das kam aus heiterem Himmel. Er war vorher nie krank.“
Therapeut: „Was spricht noch für Ihre Befürchtung?“
Patient: „Hhm..., mehr fällt mir im Moment nicht ein.“
Therapeut: „Gut, Sie können ja zuhause noch einmal überlegen, ob Ihnen vielleicht noch etwas dazu einfällt. Ich möchte dann jetzt mit Ihnen überlegen, ob es Ihrer Meinung nach auch Hinweise gibt, die gegen Ihre Befürchtung sprechen, daß die Symptome während eines Angstanfalls Hinweise auf einen Herzinfarkt sind?“
Patient: „Tja, ich zweifle ja selbst immer wieder daran, aber, wenn die Symptome da sind, kommen sofort wieder die Gedanken an einen Herzinfarkt. Wenn ich allerdings jetzt hier bei Ihnen in der Therapie sitze, denke ich selber manchmal, du hast schon so viele Anfälle gehabt, die noch nie in einem Herzinfarkt geendet haben. Und auch alle anschließenden medizinischen Untersuchungen haben ja nie irgendeinen Hinweis auf eine Herzerkrankung gegeben. Mein Arzt sagt immer, ich sei völlig gesund.“
Therapeut: „Gibt es noch irgendwelche Beobachtungen, die sie manchmal an Ihrer Befürchtung zweifeln lassen?“
Patient: „Na ja, das ist mir manchmal schon peinlich. Aber bis auf das erste Mal ist es jetzt immer so, sobald ich einen Arzt angerufen habe und ich weiß, er ist unterwegs, merke ich schon wie die Symptome nachlassen. Bis der Arzt dann da ist, ist meistens schon alles vorbei.“

Es müssen alle Fehlinterpretationen korrigiert werden

Die Korrektur der Fehlinterpretationen darf erst dann beendet werden, wenn alle wichtigen Fehlinterpretationen des Patienten besprochen wurden. In der Regel sind dies jedoch nicht mehr als drei. Es sollten nie mehrere Fehlinterpretationen gleichzeitig behandelt werden, sondern immer nur eine, um möglichst konkret und effektiv die Argumente für und gegen die Fehlinterpretation zu formulieren. Darüber hinaus erfordern manche Probleme eine besondere Argumentationsstrategie und Fachwissen. Ein Beispiel für eine besonders häufige Furcht gibt der folgende Kasten.

Angst vor der Ohnmacht

Generell benötigen die Therapeuten medizinisches Wissen bezüglich der typischen Krankheitsbefürchtungen der Patienten. Fürchtet etwa ein Patient, während eines Panikanfalls ohnmächtig zu werden, so muß zunächst durch detaillierte Exploration geklärt werden, ob die Patienten überhaupt schon einmal ohnmächtig geworden sind. Falls ja (nur bei einer Minderheit der Patienten[5]), müssen die Umstände der Ohnmacht besprochen werden. Wichtig ist dabei, daß die Ohnmacht entweder ganz ohne Angst erfolgte oder die Angst erst im Anschluß an die Ohnmacht auftrat. Daran anschließend werden die Patienten darüber informiert, daß für eine Ohnmacht ein Abfall des Blutdrucks und der Herzfrequenz notwendig ist, daß diese Parameter aber während ihrer Ängste ansteigen, wodurch eine Ohnmacht nicht mehr, sondern weniger wahrscheinlich wird. Wären zuvor nicht mögliche frühere Ohnmachten besprochen worden, so bestünde die Gefahr, daß der Patient die Informationen des Therapeuten über die Ohnmacht anzweifelt und implizit davon ausgeht, er sei durch starke Angst ohnmächtig geworden.

Verhaltensexperimente

Überprüfung der Befürchtungen

Ein wichtiges Hilfsmittel bei der Korrektur der Fehlinterpretationen stellen sogenannte „Verhaltensexperimente" dar. Sie dienen dazu, die Fehlinterpretationen des Patienten und die in der Therapie erarbeiteten Erklärungsalternativen im Hinblick auf ihren Wahrheitsgehalt zu überprüfen. Befürchtet etwa ein Patient, in einem Kaufhaus in Ohnmacht zu fallen, so kann dies durch einen Besuch im Kaufhaus überprüft werden. Weitere sinnvolle Verhaltensexperimente sind je nach den Symptomen und Befürchtungen der Patienten etwa körperliche Belastung („Zu viel Symptome schaden meinem Herzen"), Hyperventilation („Der Schwindel führt zur Ohnmacht") oder Vorstellungsübungen („Durch die Symptome werde ich verrückt").

5 Hier ist zu prüfen, ob diese Patienten möglicherweise zusätzlich unter einer Blutphobie leiden. Bei Blutphobikern kann es während der Angstreaktion zu einer Ohnmacht kommen.

Verhaltensexperimente erleichtern oft die Korrektur der Fehlinterpretationen, da die Patienten nicht nur im sokratischen Dialog das Pro und Contra ihrer Befürchtungen diskutieren, sondern durch gezieltes Handeln erleben, daß ihre Befürchtungen unangemessen sind.

Konfrontation mit gefürchteten Symptomen

Neben der Überprüfung der Fehlinterpretationen können die Verhaltensexperimente auch der Konfrontation mit den gefürchteten Symptome dienen. Ähnlich wie bei der Konfrontationsbehandlung im Rahmen von Phobien werden die Patienten systematisch den angstauslösenden Reizen ausgesetzt. Im Unterschied zu den Phobien handelt es sich aber hier nicht um externale Reize, sondern um internale Reize wie etwa Herzklopfen, Schwindel, Atemnot. Falls beispielsweise aus der diagnostischen Phase Hinweise auf Hyperventilation vorliegen, führen die Patienten wiederholt Hyperventilationsübungen durch und achten dabei auf körperliche Symptome, Kognitionen und Angstniveau. Im Laufe der Zeit werden die somatischen Symptome als weniger gefährlich erlebt, und das Angstniveau sinkt.

Die folgende Tabelle 5 zeigt eine kleine Auswahl möglicher Verhaltensexperimente in Abhängigkeit der gefürchteten Symptomen. Generell ist bei der Anwendung von Verhaltensexperimenten zu beachten, daß sie an die individuelle Symptomatik des Patienten angepaßt werden.

Tabelle 5:
Verhaltensexperimente

gefürchtetes Symptom	Verhaltensexperiment
Herzklopfen, -rasen etc.	– Übungen zur körperlichen Belastung: Treppensteigen, Kniebeugen oder Laufen – Konfrontationen mit dem eigenen EKG – Koffeinkonsum
Atemnot, -beschwerden	– Hyperventilation – Aufforderung, Atmung willentlich zu stoppen
Schwindel	– auf der Stelle oder auf Drehstuhl drehen – Hyperventilation
Schwitzen	– Saunabesuch

„Ganz normal“ denken

Weitere wichtige Verhaltensexperimente beinhalten den Versuch, „ganz normal“ zu denken, fühlen, atmen etc., um auf diese Weise zu demonstrieren, daß eine übermäßige Beschäftigung mit sich selbst bzw. der Frage ob man noch normal sei (normal denke, fühle, atme, aussehe etc.) verunsichert und sogar das Empfinden abnormer Zustände hervorbringen kann. Auch der Versuch, aktiv nicht an bestimmte Dinge zu denken, ist häufig bedeutsam. Er zeigt dem Patienten, daß dies umso weniger funktioniert, je stärker er es versucht bzw. je wichtiger der zu unterdrückende Gedanke für ihn ist (z. B. „ich könnte verrückt werden“, „ich könnte sterben“). In der Tat verstärkt der Versuch der aktiven Gedankenunterdrückung in der Regel den zu unterdrückenden Gedanken noch. Die Konsequenz aus dieser Übung lautet daher, auch unangenehme oder erschreckende Gedanken als Teil des normalen Bewußtseinsstroms zu akzeptieren und zuzulassen - umso eher verschwinden sie dann wieder.

Häufige Zusammenfassungen und Rückmeldungen
Bei der sehr stark kognitiv orientierten Vorgehensweise zur Behandlung der Panikstörung spielt eine gute Strukturierung der in der Therapie vermittelten Informationen ebenso wie das Wiederholen der Inhalte eine wichtige Rolle. Beides wird durch häufige Zusammenfassungen erleichtert. Diese Zusammenfassungen sollten sowohl von den Therapeuten als auch von den Patienten erfolgen. Weiterhin ist es günstig, am Ende jeder Therapiesitzung den Patienten noch einmal um eine Rückmeldung über die wichtigsten in der Sitzung behandelten Inhalte zu bitten. Beide Maßnahmen erleichtern das Verständnis, verbessern das Behalten und beugen Mißverständnissen vor. Darüber hinaus bieten Zusammenfassungen einen Ausweg, falls die Therapeuten einmal „steckenbleiben" sollten bzw. unvorhergesehen schwierigen Argumenten oder Problemen begegnen. Sie geben den Therapeuten nicht nur wertvollen Zeitgewinn, sondern strukturieren auch das bisherige Geschehen und bieten so in der Regel wertvolle Ansatzpunkte für Lösungen.

Rückfallprophylaxe

Eine explizite Rückfallprophylaxe ist besonders wichtig, da die Panikstörung oft einen stark fluktuierenden Verlauf zeigt, in dem Perioden sehr häufiger Anfälle mit anfallsfreien Phasen abwechseln können. Rückfällen wird durch eine Reihe von Maßnahmen entgegengewirkt:

1. Zunächst wird in der Therapie der Aspekt des *Lernens von Fertigkeiten* betont. Die Patienten sollen die erworbenen Strategien selbständig außerhalb der Therapiesituation einsetzen können. Dies dient auch einer besseren Generalisierung der Therapieeffekte.

Rückschlag nicht gleich Rückfall

2. Den Patienten werden Rückschläge bzw. *Fluktuationen im Angstniveau* „vorhergesagt", die aber nicht als Katastrophe empfunden werden sollten. Der Rückschlag sollte nicht als Alles-oder-Nichts-Phänomen bewertet werden („ein Angstanfall und die Behandlung war umsonst"). Den Patienten wird der Unterschied zwischen Rückschlägen (überwindbare temporäre Schwierigkeiten) und vollständigen Rückfällen erläutert. Zur Erklärung der möglichen Rückschläge dient ein Diathese-Streß-Modell. Dieses soll die Patienten gleichzeitig zur Reduktion von Stressoren und Konflikten in ihrem Alltag motivieren.
3. *Hausaufgaben* in möglichst vielen verschiedenen, realistischen und für die Patienten praktisch relevanten Situationen dienen zur Generalisierung und zur Verhütung von Rückfällen.

4. Den Patienten besonders gegen Ende der Therapie eigene Entscheidungen bzw. *Eigenverantwortung* in der Therapieplanung übergeben.
5. Weiterhin wird die *Selbstverstärkung* der Patienten betont und bei den verschiedenen Therapieaufgaben geübt.
6. Und schließlich werden am Ende der Therapie noch einmal gemeinsam mit dem Patienten alle früheren Fehlinterpretation durchgegangen und geprüft, ob *noch Zweifel* an den in der Therapie erarbeiteten Alternativerklärungen bestehen.

Wunsch nach 100 % Sicherheit

Viele Patienten suchen etwas, was sie nicht finden können: 100 % Sicherheit („werde niemals einen Herzinfarkt bekommen", „nicht vor X Jahren sterben" etc.)

- Der Wunsch ist nachvollziehbar.
- Zur Veränderung: Ad absurdum führen.
  - Konsequent zu Ende denken lassen („Heißt das letztendlich nicht, daß ich unter ständiger ärztlicher Aufsicht sein müßte?")
  - Kosten-Nutzen-Rechnung anstellen („Ist das Leben unter ständiger ärztlicher Kontrolle noch lebenswert und habe ich im Beisein eines Arztes wirklich die Sicherheit, daß ich nicht sterben werde?")

Fazit: Weder 100 % noch 0 % sind angemessen, individuelle Entscheidung, für wieviel Sicherheit, man welchen Aufwand treiben möchte. Eins ist aber klar: Egal wie hoch der Aufwand, 100 % Sicherheit gibt es nicht!

4.1.2 Behandlung von Agoraphobien

Frühe Hinweise auf Konfrontationsmethodik

Das Grundprinzip der heute üblichen Behandlung von phobischem Vermeidungsverhalten, die Konfrontation mit angstauslösenden Situationen („exposure"), war schon vor der Beschäftigung der Fachwissenschaften mit diesem Thema bekannt. So beschreibt Goethe, ein berühmter Agoraphobiker, in seinem Werk mit dem Titel „Dichtung und Wahrheit" wie er sich selbst durch Konfrontation heilte – vor 225 Jahren! Auch in der Fachliteratur tauchen konfrontative Methoden schon früh auf. Beispielsweise empfahl Oppenheim bereits 1911 in seinem „Lehrbuch der Nervenkrankheiten", mit den agoraphobischen Patienten zusammen die gefürchteten Plätze zu überqueren. Zur gleichen Zeit weist Siegmund Freud auf die Bedeutung konfrontativer Maßnahmen und die Grenzen der psychoanalytischen Therapie bei Phobien hin. In „Wege der Psychoanalytischen Therapie" aus dem Jahr 1917 schrieb er dazu folgendes: *„Unsere Technik ist an der Behandlung der Hysterie erwachsen und noch immer auf diese Affektion eingerichtet. Aber schon die Phobien nötigen uns, über unser bisheri-*

ges Verhalten hinauszugehen. Man wird kaum einer Phobie Herr, wenn man abwartet, bis sich der Kranke durch die Analyse bewegen läßt, sie aufzugeben. ... Bei diesen letzteren (den Agoraphobikern) *hat man nur dann Erfolg, wenn man sie durch den Einfluß der Analyse bewegen kann, sich wieder wie Phobiker ersten Grades zu benehmen, also auf die Straße zu gehen und während dieses Versuches mit der Angst zu kämpfen* (in Gesammelte Werke, Band 12, S. 191).

Freud und die Konfrontationstherapie

In den letzten 20 Jahren wurde die Konfrontationsbehandlung systematisiert und empirisch überprüft (Übersicht bei Marks, 1987). Dabei erwies sich Konfrontation in vivo bei phobischem Vermeidungsverhalten als die Methode der Wahl. Hierbei werden die Patienten gebeten, angstauslösende Situationen aufzusuchen und in ihnen zu *verweilen bis die Angstreaktion abnimmt*. Während über die Grundprinzipien der Konfrontationsbehandlung weitgehend Einigkeit besteht, sind jedoch unterschiedliche Vorgehensweisen gebräuchlich.

Konfrontation: Methode der Wahl

- So stufen viele Programme die zu bewältigenden Situationen nach der Schwierigkeit ab (graduelles Vorgehen). Die Patienten üben dann schrittweise, ihren Aktionsradius auszudehnen.
- Nach den Ergebnissen einiger Katamnesestudien und der Grundlagenforschung an Tiermodellen ist jedoch Reizüberflutung (synonym „massierte Konfrontation") zumindest bei schweren Phobien langfristig wirksamer. Bei der Reizüberflutung beginnt die Therapie gleich mit Situationen, die mit hoher Wahrscheinlichkeit starke Angst auslösen werden. Mehrere Stunden Konfrontation täglich an aufeinanderfolgenden Tagen (massierte Übung) scheint die schnellsten und stabilsten Erfolge zu bewirken. Die für die massierte Reizüberflutung nötige Behandlungsdauer schwankt zwischen circa 5 und 10 Tagen, je nach Dauer der einzelnen Sitzungen.
- Weiterhin unterscheiden sich die einzelnen Ansätze nach der Häufigkeit des Therapeutenkontakts. So kann nach Instruktion durch den Therapeuten zum Beispiel ein Großteil der Übungen allein oder mit Unterstützung des Partners durchgeführt werden. Es gibt auch erfolgreiche Versuche, die Patienten mit Hilfe schriftlicher Manuale die Konfrontation ganz allein durchführen zu lassen (Ghosh & Marks, 1987).

Angst ist gefährlich: Metabotschaften der Agoraphobiebehandlung

Einer agoraphobischen Patientin wurde ihr Vermeidungsverhalten von ihrer Therapeutin mit Hilfe der Zwei-Faktoren-Theorie nach Mowrer erklärt. Die Vermeidung sei also gelernt und müsse nun in der Therapie entsprechend wieder verlernt werden. Die dabei auftretende Angst sei völlig harmlos und drücke keinesfalls irgendwelche Gefahren aus. Als Therapiemethode schlug die Therapeutin ein hierarchisch abgestuftes Reizkonfrontationsprogramm in vivo vor, wobei sie der Patientin erklärte, daß die Abstufung dazu diene, ihr „nicht zuviel auf einmal“ zuzumuten. Während der folgenden Konfrontationstherapie kam es zu erheblichen Problemen mit der Compliance der Patientin, die darüber hinaus immer wieder zweifelte, ob ihre Angst tatsächlich ungefährlich sei. Diese Diskussionen und die mangelnde Mitarbeit der Patientin belasteten die therapeutische Beziehung sehr. Wie eine in der Supervision angeregte Befragung ergab, lag zumindest eine Ursache für diese Probleme in einer Inkonsistenz zwischen der direkten Botschaft der Therapeutin „Angst ist ungefährlich“ und einer Metabotschaft, die die Patientin aus der Äußerung, die Therapeutin wolle ihr „nicht zuviel auf einmal“ zumuten, entnahm. Für die Patientin enthielt diese Äußerung ein Eingeständnis, daß es doch ein „Zuviel“ an Angst geben könne und somit also zumindest intensive Angst doch gefährlich sei. Da ihre Angstzustände in der Vergangenheit sehr stark gewesen waren, wollte sie sich dieser Gefahr nicht aussetzen und sie verübelte es der Therapeutin, daß diese scheinbar mit ihren Worten etwas anderes ausdrückte (Angst ist harmlos) als mit ihren Taten (schrittweises, „vorsichtiges“ Vorgehen). Hätte die Therapeutin als Begründung für das schrittweise Vorgehen angegeben, daß dies für die Patientin weniger unangenehm oder anstrengend sei, so wäre das Problem nicht entstanden. Noch besser wäre es gewesen, gerade auch im Hinblick auf die Forschungsergebnisse zur langfristigen Dauerhaftigkeit der Erfolge konfrontativer Therapien, von vornherein nicht ein abgestuftes Programm, sondern eine Reizüberflutung vorzuschlagen.

Die Forschungsergebnisse zur konkreten Vorgehensweise von Konfrontationsübungen sind mehrdeutig. Jedoch weisen Studien mit langjährigen Katamnesen und Arbeiten aus der Tierforschung darauf hin, daß die Reizüberflutung langfristig die günstigste Prognose zeigt. Darüber hinaus zeigt die klinische Erfahrung, daß das massierte Vorgehen bzgl. mehrerer Punkte hilfreich ist:

- eindeutige Metabotschaft: Angst ist nicht gefährlich (vgl. Kasten)
- weniger Belastung des Patienten durch schnelle Angstreduktion (häufig schon nach dem 3. Tag deutliche Angstreduktion)
- weniger Erwartungsangst: viele Patienten gewinnen schon bald nach den ersten starken Angstreaktionen Zuversicht („Wenn ich den „Supergau“ überlebt habe, dann schaffe ich auch die anderen Situationen“).

Im folgenden wird das Vorgehen bei der massierten Reizkonfrontation besprochen, die meist die optimale Therapiemöglichkeit darstellt. Dabei beginnen wir mit der Vorbereitung des Patienten, die für die Durchführung der Therapie von zentraler Bedeutung ist (vgl. hierzu Bartling et al., 1980, Fiegenbaum et al., 1992).

Kontraindikationen für massierte Reizkonfrontationen

Die massierte Reizkonfrontation sollte nicht durchgeführt werden bei
- real gefährlichen Situationen (z. B. Autofahren, Bergsteigen auf engen Berggraten)
- Komorbidität mit einer körperlichen Erkrankung, die die körperliche Belastbarkeit nennenswert einschränkt (z. B. Herz-Kreislauferkrankungen, Epilepsie, Asthma)
- Situationen, in denen Leistungen erbracht werden müssen[6]

In diesen Fällen sollte statt dessen ein graduelles Verfahren angewandt werden, bei dem der Patient Schritt für Schritt an die schwierigste Situation herangeführt wird.

Vorbereitung auf die Konfrontationsübungen

Vermittlung eines Erklärungsmodells

Anhand von Beispielen aus der Anamnese wird den Patienten ein Erklärungsmodell für die Angstproblematik vermittelt, aus dem das therapeutische Vorgehen abgeleitet wird. Grundlage bildet die Zwei-Faktoren-Theorie der Angst, ggf. erweitert um Angaben zu Sicherheitssignalen, Prädispositionen und „Preparedness". Diese Theorien werden auf die individuellen Symptome, Verhaltensweisen, Befürchtungen und „naiven" Erklärungsschemata der Patienten zugeschnitten. Dem Patienten muß deutlich werden, daß das Vermeidungsverhalten zentral für die Aufrechterhaltung seiner Ängste ist und diese letztendlich stabilisiert: Vermeidungsverhalten verschafft dem Patienten kurzfristig eine Angstreduktion. Langfristig verstärkt dieses Verhalten jedoch die Angst, da sich der Patient jedes Mal von neuem bestätigt, daß diese Situation gefährlich geworden wäre, wäre er länger in dieser Situation geblieben.

Ähnlich wie bei der Vermittlung des Teufelskreismodells ist es auch hier entscheidend, die eigenen Erfahrungen der Patienten bei der Erarbeitung des Modells zu integrieren. Als sehr hilfreich haben sich die in Abbildung 7 aufgeführten Verlaufskurven für Angst in phobischen Situationen erwiesen.

6 Vgl. hierzu den Zusammenhang von Erregung und Leistung als umgekehrte U-Kurve: Bis zu einem gewissen Ausmaß steigert Erregung unsere Leistung, zuviel Erregung wiederum senkt jedoch unsere Leistungsfähigkeit.

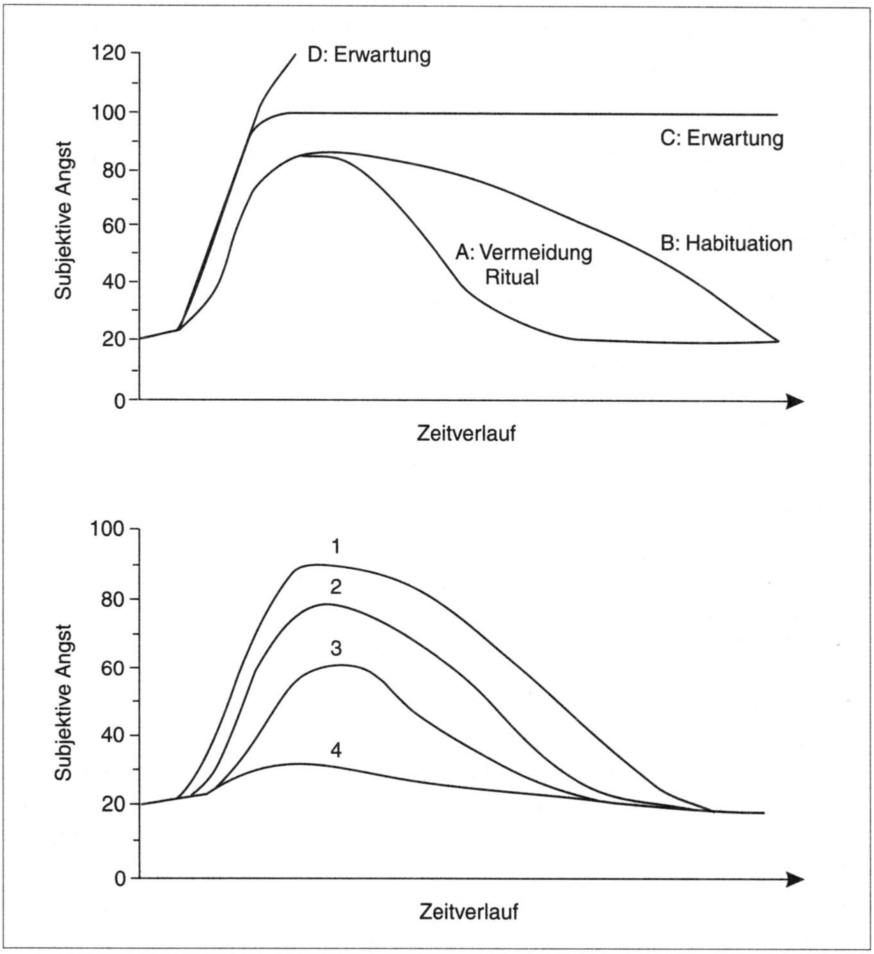

Abbildung 7:

Graphische Darstellung des Verlaufes von Angst bzw. Erregung bei der Konfrontation mit Angstreizen. Der erste Teil der Abbildung zeigt Verlaufskurven ohne therapeutische Intervention. Typisch ist der rasche Anstieg mit einem langsameren Abfallen der Angst. Ohne Behandlung zeigen die Patienten in der Regel Vermeidungsverhalten (Kurve A: Vermeidung) und erreichen so nicht den Punkt, an dem die Kurve von allein abfällt (Kurve B: Habituation). Die Kurven C und D zeigen vom Patienten befürchtete Verläufe mit einer scheinbar „unendlich" anhaltenden (C) oder immer weiter ansteigenden (D) Angst, die erst durch eine als imminent wahrgenommene Katastrophe (z.B. Tod durch Herzstillstand) beendet werden könnte. Der zweite Teil der Abbildung zeigt die Verlaufskurven bei therapeutischer Konfrontation: Dabei machen die Patienten die Erfahrung, daß Angst von allein abnimmt („habituiert"), wobei die Kurve bei wiederholter Konfrontation (1. bis 4. Durchgang) immer weiter abflacht (nach Margraf & Schneider, 1996).

Praktische Tips für die Erarbeitung der Angstverlaufskurven

In unserer klinischen Erfahrung hat sich die folgende Vorgehensweise für die Erarbeitung der Angstverlaufskurven sehr bewährt[7]:

1. Graphische Darstellung der bisherigen Erfahrungen in agoraphobischen Situationen

Der Patient wird gebeten, den bisherigen Verlauf seiner Ängste in den von ihm gefürchteten Situationen aufzuzeichnen. Hierzu bereitet der Therapeut mehrere Blätter Papier vor, auf denen zwei Graphen dargestellt sind. Der waagerechte Graph stellt den Zeitverlauf dar, der senkrechte das Ausmaß der Erregung bzw. Angst von 0–10 (vgl. Abb. 7). Der Patient trägt nun für mehrere unterschiedliche Situationen den Angstverlauf selbst in die Graphik ein. Günstig ist es, zunächst mit der ersten starken Angstreaktion zu beginnen, die der Patient erinnert.

2. Erläuterung der bisherigen Lerngeschichte

Neben allgemeinen Informationen über die Angst erläutert der Therapeut an dieser Stelle v. a., wie das Vermeidungsverhalten des Patienten die Angst zwar kurzfristig reduzieren konnte, langfristig aber zur Stabilisierung der Angstreaktionen geführt hat.

3. Gedankenexperiment: Was wäre wenn...?

Der Therapeut bittet den Patienten sich auf ein Gedankenexperiment einzulassen. Er fordert hierzu den Patienten auf sich vorzustellen, was passieren würde, wenn der Patient in einer stark angstauslösenden Situation wäre und er keine Möglichkeit zur Vermeidung hätte. An dieser Stelle muß der Therapeut durch „sanfte Penetranz" den Patienten immer wieder auffordern, das Gedankenexperiment zu Ende zu denken. Ziel ist es, den Patienten selbst entwickeln zu lassen, daß auch starke Ängste mit der Zeit abnehmen, ohne daß die vom Patienten befürchtete Katastrophe eingetreten ist.

4. Erläuterung des Therapieziels

Es wird mitgeteilt, daß es Ziel der Therapie ist, stark angstauslösende Situationen aufzusuchen und so lange in der Situation zu bleiben bis die Angstreaktion abnimmt. Der Patient soll in diesen Situationen die Erfahrung sammeln, daß die Angstreaktion ganz von alleine abnimmt.

Neben der Vermittlung des Erklärungsmodells werden dem Patienten in dieser Phase der Therapie die Informationen über die konkrete Durchführung der massierten Reizkonfrontation in seinem individuellen Fall gegeben. Falls der Patient Medikamente gegen die Angst einnimmt, muß an

7 Dieses Vorgehen geht auf Prof. Dr. Fiegenbaum, Christoph-Dornier-Stiftung für Klinische Psychologie, zurück.

dieser Stelle mit ihm das Absetzen der Medikamente besprochen werden. Die Einnahme von Medikamenten während der Konfrontationsübungen verhindert in der Regel einen deutlichen Therapieerfolg und verlängert die Therapie unnötig. Für den Patienten stellt sich mit den ersten erfolgreich absolvierten Konfrontationsübungen die Frage, worauf er den Erfolg attribuieren soll. Ob er die Situation wohl auch ohne Medikamente schaffen würde. Dies sollte dem Patienten erläutert werden, damit er in Absprache mit seinem behandelnden Arzt die Medikamente absetzen kann.

Absetzen von Medikamenten

Weiterhin erklärt der Therapeut, daß er Fluchttendenzen des Patienten während der Reizkonfrontation nicht unterstützen, sondern verhindern wird. Dem Patienten wird erläutert, daß ein Unterstützen von Fluchtverhalten durch den Therapeuten einem Kunstfehler gleichkäme. Der Patient würde dadurch sozusagen mit der Zustimmung des Therapeuten das gleiche Problemverhalten zeigen, das zuvor zu der Ausbildung der agoraphobischen Ängste geführt habe. Dies könnte möglicherweise sein bisheriges agoraphobisches Verhalten weiter verstärken.

Flucht wird verhindert

Schließlich wird er darauf hingewiesen, daß er während der Therapie keine Sicherheitssignale (z.B. Handy, um jederzeit den Arzt rufen zu können, eine einzelne Tavor) mit sich tragen soll und daß dies zu Beginn der Therapie überprüft wird. Schon mehrmals mußten wir die Erfahrung machen, daß die eine „Tavor“, die der Patient im zusammengeknüllten Taschentuch in seiner Hosentasche mit sich trug, den Erfolg einer ganzen Konfrontationswoche in Frage stellte. Diese eine Tablette ermöglicht dem Patienten die kognitive Vermeidungsstrategie, daß er im Falle ganz starker Angst zur Tablette greifen könnte. Eine solche Kognition widerspricht dem Therapieziel.

Sicherheitssignale sind nicht erlaubt

Nachdem das Erklärungsmodell dargestellt und die Fragen und Zweifel des Patienten bezüglich des Modells geklärt wurden, folgt eine Bedenkzeit über mehrere Tage, in der der Patient sich für oder gegen die Behandlung entscheiden soll. Um diese schwere Entscheidung zu ermöglichen, muß für den Patienten zuvor das Modell verständlich und überzeugend vermittelt worden sein. Auch wenn Patienten sofort in die Behandlung einwilligen wollen, werden sie noch einmal gebeten, über mehrere Tage ihre Entscheidung zu überdenken. Dieses Vorgehen erlaubt eine Maximierung der Therapiemotivation des Patienten, die für die Durchführung der eigentlichen Konfrontationsbehandlung notwendig ist.

Bedenkzeit einräumen

Anforderungen an den Angstherapeuten

Viele Therapeuten haben mit der Konfrontationsbehandlung Schwierigkeiten, da der Patient ja wirklich starke Belastungen während der Konfrontation erleben wird. Agoraphobiker sind jedoch in der Regel durchaus bereit, starke Angst zu ertragen, wenn sie überzeugt sind, daß diese Behandlung letztendlich erfolgreich ist. Ganz bedeutsam für die Zuversicht des Patienten ist dabei die Person des Therapeuten. Ein Therapeut, der bzgl. der Therapierationals klar und überzeugt ist und gleichzeitig empathisch auf die Schwierigkeiten des Patienten eingeht, wird die meisten Angstpatienten für eine Konfrontationstherapie gewinnen können. Therapeuten, die selbst jedoch der Konfrontationsmethode gegenüber ambivalent sind, werden die Erfahrung machen, daß ihre Patienten schwer zu motivieren sind. Wir erleben insbesondere bei unerfahrenen Therapeuten, daß sie vor den ersten Konfrontationsbehandlungen ähnlich Befürchtungen wie die Patienten äußern: „Vielleicht ist dies ja der erste Patient dem wirklich etwas passiert." Solche Ängste sind normal und können am besten angegangen werden, wenn die Therapeuten vor der ersten eigenen Konfrontationsübung einen erfahrenen Kollegen begleiten, um somit sicher und überzeugt in die erste eigene Konfrontationstherapie einsteigen zu können.

Massierte Reizkonfrontation

Die eigentliche Phase der massierten Reizkonfrontationsphase wird am besten an 5–10 aufeinanderfolgenden Tagen durchgeführt. Dabei sollten täglich über die Dauer von mehreren Stunden angstbesetzte Situationen des Patienten aufgesucht werden. Die Situationen für die Konfrontation in vivo werden zuvor konkret und detailliert zusammen mit den Patienten geplant.

Planung von Konfrontationen

Die Planung eines Konfrontationsprogramms erfordert vom Therapeuten organisatorisches Geschick und eine gute Ortskenntnis, um z. B. abschätzen zu können, welche Buslinie zu welcher Zeit besonders hoch frequentiert ist oder in welchem Kaufhaus oder Supermarkt zu welcher Zeit die längsten Warteschlangen sind. Folgende Punkte sollten bei der Planung von Konfrontationsübungen berücksichtigt werden:

- Die Übungen müssen an die individuelle Symptomatik angepaßt sein.
- Begonnen wird mit stark angstauslösenden Situationen.
- Es muß genügend Zeit für die einzelnen Übungen vorhanden sein, damit der Patient die Möglichkeit hat, eine Reduktion seiner Angst in der Situation zu erleben.
- Das Ziel ist ein deutlicher *Angstanstieg und -abfall in der Situation.* Kein Angstanstieg ist problematisch.
- Der Patient wird für das Ertragen von Angst und nicht für Angstfreiheit verstärkt.

Die ersten Übungen müssen besonders sorgfältig geplant werden, da sie entscheidend für den weiteren Therapieverlauf sind. Eine schlecht geplante

Konfrontationsübung kann u. U. einen motivierten Patienten zu einem Abbruch der Konfrontation bewegen. Die ersten Übungen sollten unter verschiedenen Gesichtspunkten therapeutisch gut kontrollierbar sein. So sollten sie langanhaltende Angstreaktionen ermöglichen, damit der Patient möglichst schnell Habituation erfahren kann. Übungen wie Bus- oder U-Bahnfahren sind als Einstieg ungünstig, da sie nicht dazu geeignet sind, die Angst über lange Zeit auf einem gleichbleibend starken Niveau zu halten. Viele Patienten erleben mit jedem Halten des Busses oder der U-Bahn eine Angsterleichterung, da sie zur Not ja rausspringen könnten, was den Habituationsprozeß unnötig verlängert. Eine viel bessere Einstiegsübung wäre statt dessen eine Höhenkonfrontation, bei der der Patient zur Not auch über mehrere Stunden in der Situation verweilen kann, ohne daß der Angststimulus sich verändert.

Zu Beginn therapeutisch gut kontrollierbare Situationen auswählen

Weiterhin sollten für die ersten Übungen Situationen ausgesucht werden, in denen Patient und Therapeut möglichst ungestört sind und der Therapeut die Möglichkeit hat, Fluchttendenzen des Patienten zu unterbinden. Nichts ist störender als ein Hausmeister, der eine Fahrstuhlübung unterbricht, um sich darüber zu beschweren, daß der Fahrstuhl seit 2 Stunden belegt ist. In einem solchen Fall ist es besser, den Hausmeister vorher zu informieren. Andere Konfrontationsabenteuer berichten von Therapeuten, die, beim Versuch eine Patientin von der Flucht abzuhalten, von Passanten angegangen wurden.

Mögliche Störquellen während Übungen ausschalten

Tabelle 6 zeigt exemplarisch das Programm für zwei Tage einer massierten Reizkonfrontation bei einem Patienten unserer Ambulanz. Die Patienten werden instruiert, so lange in den einzelnen Situationen zu bleiben, bis die

Tabelle 6:
Beispiel für ein Programm der ersten beiden Tage einer massierten Reizkonfrontation

Erster Tag
– Autofahrt zu einem einsam gelegenen Turm im Wald
– Turmbesteigung
– Spaziergang im Wald
– Zugfahrt von Dresden nach Berlin
– Mahlzeit im Zugrestaurant
– Ankunft Berlin, Bahnhof Zoo: Weiterfahrt nach vorgegebener Route mit U-Bahn
– Abendessen in überfülltem Restaurant
– Besuch der Abendvorstellung im Friedrichsstadtpalast, Berlin
– Übernachtung im Hotel
Zweiter Tag
– Im Hotel: Besuch der Sauna und der Sonnenbank
– Bummel über den Kurfürstendamm, Aufsuchen von Kaufhäusern
– Mittagessen in der Feinschmeckerabteilung des Kaufhauses KaDeWe
– Stadtrundfahrt mit einem Doppeldeckerbus (Patient sitzt im oberen Deck ganz vorne)
– U-Bahnfahrt mit Umsteigen in Bus und S-Bahn
– Abendessen in überfüllter Kneipe
– Zugfahrt nach Dresden
– Übernachtung allein in kleinem, einsam gelegenen Hotel

Angst „von selbst" geringer wird, ohne zu versuchen, die Angst zu unterdrücken oder sich abzulenken. Die Begleitung durch die Therapeutin sollte so bald wie möglich ausgeschlichen werden. Die Patienten werden für die Durchführung der Konfrontationsübungen (nicht aber für Angstfreiheit) verstärkt und zur Selbstverstärkung angehalten.

Sobald der Therapeut sicher ist, daß der Patient kein Flucht- und Vermeidungsverhalten mehr zeigen wird, sollte der Patient in Absprache mit dem Therapeuten alleine phobische Situationen aufsuchen. In dieser Phase finden noch häufig Patient-Therapeut-Kontakte statt, um möglicherweise aufgetretene Probleme frühzeitig zu bearbeiten. Diese Selbstkontrollphase gewährleistet, daß der Patient auch nach der Therapie die gelernten Fertigkeiten alleine anwenden kann. Zum Abschluß der Therapie wird noch einmal betont, daß es in der Therapie um die Vermittlung von Fertigkeiten geht, die selbständig auch bei wieder auftretenden Ängsten eingesetzt werden können, um Rückfällen vorzubeugen.

Die Konfrontationstherapie aus der Sicht der Patientin

Im folgenden wird eine Gesprächssequenz zwischen Therapeutin und Patientin am Ende einer Konfrontationstherapie wiedergegeben:

Patientin: Also, ich bin aus dem Aufzug raus und dann mußte ich ja die paar Stufen runter zu dem Balkon gehen. Und das war ja alles so offen und so hoch - also, ich wollte ja nicht. Das war ja ein Schock. Als ich dann die Treppe runterkam, fing das sofort an, das Zittern, Schmerzen auf der Brust, Herzrasen, ein Schwindel, daß ich auch den Kopf nicht bewegen konnte. Ich stand da kerzengerade, und steif. Und hatte eine wahnsinnige Angst. Aber ganz schnell. Die kam ganz schnell.
Therapeut: Hatten Sie denn da auch den Gedanken, jetzt passiert gleich was mit Ihnen?
Patientin: Ja. Zumal ich stand ja auch auf der Höhe, und es war ja nicht direkt ein Arzt bei mir. Dann haben die Knie angefangen zu zittern. Das war das nächste Symptom, außer Herzschmerzen und Herzrasen. Mir war eiskalt und ich mußte dann anfangen zu Weinen. Das Weinen ging eigentlich ziemlich schnell wieder zurück, was mich sehr erstaunt hat, normal dauert das immer länger. Und je länger ich da stand, hatte ich dann direkt gespürt, wie das langsam wieder zurück ging. Die Knie haben dann wieder aufgehört zu zittern, der Schmerz in der Brust ging auch weg, der Schwindel hat etwas länger gebraucht, bis ich dann von rechts nach links gegangen bin. Sie sagten ja die Füße erst nachgezogen, ich habe mich ja überhaupt nicht getraut, die Füße zu heben. Ich bin richtig geschlichen. Das ging auf einmal alles wieder weg.
Therapeut: Und was haben Sie dann gedacht, als Sie das merkten, daß das so langsam weniger wurde?
Patientin: Ja zunächst konnte ich überhaupt nicht glauben, daß das we-

niger wurde. Ganz von alleine, ohne daß etwas passierte. Ohne daß ich zum Arzt ging. Das war mir unwahrscheinlich. Wie ein – Wunder. Da hätte ich mich am liebsten gekniffen, ob's überhaupt wahr ist. –
Wir sind ja dann noch an eine andere Stelle und da war ja dann auch nichts mehr. Ich hatte etwas Beklemmungen, bevor wir zu der Stelle hinkamen, weil ich dachte, kommt jetzt die Angst? Das war ja schon ein bißchen die Angst vor der Angst. Aber ich hatte schon die Gewißheit, wenn was kommt, es passiert dir nichts. Also, das war schon da.
Und dann habe ich es auch zu Hause probiert. Ja sehr oft sogar habe ich es alleine probiert zu Hause. Nichts! Mit allen möglichen Tricks noch probiert. Die Tochter hat mir dann noch einen Stuhl hingestellt, damit ich höher stehe über der Brüstung drüber. Und es war absolut nichts, gar nichts.
Ein Wunder ist geschehen.
Therapeut: Sie haben viel Mut aufgebracht und erfahren, daß es auch so geht. Ohne Arzt.
Patientin: Es war ja vorher immer so, der erste Gedanke: zum Arzt. Nur der Arzt kann helfen. Auch früher, wenn mir irgendwo in 'ner Menschenmenge schlecht wurde, dann hatte ich immer den Drang: weg, ins Auto und nach Hause. Also zu Hause war ich am sichersten.
Therapeut: Und das war ja das erste Mal, daß Sie das nicht gemacht haben, diesem Drang gefolgt. Wahrscheinlich war er auch da.
Patientin: Sie haben mich ja auch nicht gelassen (lacht).
Therapeut: Nee, ich habe Sie auch nicht gelassen.
Patientin: Sie hätten mich gehalten, das wußte ich ja. Aber ich hatte auch wirklich das *Bedürfnis, das auszuhalten*. Das habe ich mir jetzt auch fest vorgenommen, wenn irgendein Symptom wiederkommt, daß ich das zulasse. Ich habe auch festgestellt, umso schneller geht es wieder weg. Ich lasse es zu. Das kommt dann wahrscheinlich sehr stark und geht sofort dann wieder weg.
Therapeut: Genau, und das ist im Prinzip die zentrale Botschaft der Therapie, daß Sie die Angst immer zulassen.
Patientin: Daß ich das immer wieder tue und daß mir dann nichts passiert. Das weiß ich!

4.2 Wirkungsweisen der Methoden

Konfrontation und kognitive Reattribuierung sind wichtige Wirkkomponenten

Im Gegensatz zur allgemeinen Wirksamkeit kognitiv-verhaltenstherapeutischer Behandlungen ist die Frage nach den wirksamen Komponenten der verschiedenen Therapieprogramme nicht ausreichend geklärt. Marks (1987) und Foa und Kozak (1986) stellten die Hypothese auf, daß „Exposure" (Konfrontation) der gemeinsame Nenner aller erfolgreichen Angstbehandlungen sei. Nach Marks (1987) ist jedoch der Mechanismus, der den

Konfrontationserfolgen zugrunde liegt, ungeklärt. Foa und Kozak (1986) hingegen stellten die Theorie auf, daß durch die Konfrontation in vivo Modifikationen semantischer Netzwerke, in denen die phobischen Objekte und die eigene Furchtreaktion repräsentiert sind, stattfinden. Physiologische Habituation während der Konfrontationsübung führe zu einer Lockerung der Assoziation zwischen den Auslöser- (z. B. Kaufhaus) und Reaktionselementen (z. B. Herzklopfen). Die Integration korrektiver Informationen über die Bedeutung der gefürchteten Elemente in das Netzwerk (z. B. Herzklopfen führte nicht zum körperlichen Zusammenbruch, also ist Herzklopfen gar nicht so gefährlich) wird dadurch erleichtert. Diese Erfahrung wiederum führt dazu, daß die Patienten bei der nächsten Konfrontation geringere physiologische Reaktionen zeigen. Eine Reihe von Studien sind mit der von Foa und Kozak formulierten Theorie vereinbar. Es gibt jedoch auch neuere Studien, die darauf hindeuten, daß die Integration korrektiver Informationen in semantische Netzwerke auch ohne eine Konfrontation und physiologische Habituation stattfinden kann.

Befunde aus einer von uns durchgeführten Behandlungsstudie an Panikpatienten weisen darauf hin, daß die Angstsymptomatik langfristig sowohl durch ein rein kognitives (ohne jegliche Konfrontation) als auch durch ein rein konfrontatives Vorgehen (ohne jegliche kognitve Interventionen) sowie durch die Kombination der beiden Vorgehensweisen reduziert werden kann. Diese Ergebnisse weisen darauf hin, daß zumindest bei Patienten mit Panikanfällen, die wenig Vermeidungsverhalten zeigen, durch ein rein kognitives Argumentieren eine Neubewertung angstauslösender Reize (z. B. Herzklopfen) stattfinden kann. Diese Neubewertung ehemals angstauslösender Stimuli wiederum führt dazu, daß der Aufschaukelungsprozeß während eines Panikanfalls verhindert wird und es somit zu keiner weiteren Angstreaktion mehr kommt.

Wenig ergebnisträchtig verlief bisher die Suche nach Prädiktoren des Therapieerfolgs. Weder Patientenmerkmale (soziodemographische, Persönlichkeits- oder Störungsvariablen) noch Therapeutenvariablen zeigten einen konsistenten Zusammenhang. Noch den besten Zusammenhang zeigt das Ausmaß der Veränderung typischer agoraphobischen Kognitionen bzw. von Angst vor körperlichen Symptomen (Chambless & Gillis, 1993).

4.3 Effektivität und Prognose

4.3.1 Effektivität der Agoraphobiebehandlung

Nach fast drei Jahrzehnten systematischer Forschung ist die Effektivität von Konfrontationsverfahren in der Therapie von Angststörungen und insbesondere Agoraphobien klar belegt (Übersichten bei Clum,1989, Chambless & Gillis, 1993, Clum et al., 1993, Clark, 1994, Emmelkamp, 1994, Grawe et al., 1994, Hollon & Beck, 1994). Wie die monumentale Literaturauswertung von Grawe et al. (1994) eindrucksvoll zeigt, wurden Konfrontationsverfahren besonders häufig untersucht (62 Studien), wobei die methodische Qualität der Studien auf jedem erfaßten Index deutlich besser war als der Durchschnitt aller analysierten 897 Therapiestudien. Zudem erhoben rund 80% aller Studien Katamnesedaten. Die Ergebnisse der Studien zur massierten Konfrontation zeigen konsistent sehr starke Wirkungen auf die Hauptsymptomatik (wie Ängste und Vermeidungsverhalten), aber auch auf individuell definierte andere Zielsymptome, allgemeines Wohlbefinden sowie Arbeit und Freizeit (was bei anderen Therapieformen kaum je der Fall ist), seltener dagegen positive Effekte auf Persönlichkeitsmaße oder Symptome anderer Störungen (sofern überhaupt erhoben). In keiner einzigen Studie wurden bedeutsame Verschlechterungen festgestellt. Das Auftreten neuer Symptome („Symptomverschiebung") ist nach erfolgreichen Konfrontationstherapien nicht häufiger als in der Allgemeinbevölkerung. Insgesamt weist die massierte Konfrontation in vivo bessere und umfassendere Wirkungen auf als graduierte bzw. in sensu Konfrontation oder systematische Desensibilisierung. Auch die anderen eingangs erwähnten meta-analytischen und impressionistischen Literaturauswertungen ergaben übereinstimmend das gleiche Bild. Darüber hinaus umfaßten die Katamnesestudien für Konfrontationstherapien bei Agoraphobikern Zeiträume von vier bis zu neun Jahren nach Therapieende. Dabei waren einmal erzielte Erfolge auch über lange Zeiträume im Durchschnitt stabil, Rückfälle dagegen selten. Mit Grawe et al. können die Ergebnisse wie folgt zusammengefaßt werden: *„Die massierte Reizkonfrontation muß nach dieser Faktenlage als ein außerordentlich wirksames Verfahren zur Reduktion von Ängsten und Zwängen angesehen werden."* (S. 338-339).

Erfolg der Konfrontationsverfahren klar belegt

Keine Symptomverschiebung

4.3.2 Effektivität der Panikbehandlung

Therapiestudien zur Behandlung von Panikanfällen liegen erst in jüngerer Zeit vor (vgl. die oben zitierten Übersichten). Die ersten Veröffentlichungen betrafen meist Einzelfallstudien oder unkontrollierte Studien an kleinen Stichproben, erst später kamen kontrollierte Studien hinzu. Die Patienten in diesen Studien erfüllten in der Regel die DSM-III-Kriterien für die Diagnose Panikstörung, teilweise auch für Agoraphobie mit Panikanfällen. Die Dauer der Behandlungen lag meist bei etwa 15 Sitzungen, schwankte jedoch stark. Die Ergebnisse sind ungewöhnlich konsistent: In allen Studien wurden deutliche und stabile Verbesserungen oder vollständige Remissionen erzielt. Meist kam es zu zusätzlichen Besserungen in der Katamnese, zumindest jedoch blieben die zum Ende der Therapie erzielten Fortschritte bestehen. Bei der großen Mehrheit der Patienten konnten Panikanfälle langfristig völlig beseitigt werden.

Für das in Abschnitt 4.1.1 dargestellte Vorgehen liegen mittlerweile mehrere kontrollierte Therapiestudien vor. So verglichen Barlow et al. (1989) die Effektivität der gezielten kognitiv-behavioralen Behandlung der Panikstörung mit progressiven Muskelrelaxation und einer Kombination beider Verfahren sowie einer Warteliste-Kontrollgruppe. Die kognitiv-behaviorale Therapie war klar überlegen und konnte durch eine zusätzliche Entspannungskomponente nicht weiter verbessert werden. In beiden Gruppen waren fast 80 % der Patienten bei Therapieende völlig frei von Panikanfällen. Für die Entspannungsgruppe lag dieser Wert unter 40 % und unterschied sich nicht signifikant von der Wartelisten-Kontrollgruppe. 24 Monate nach Therapieende waren 81.3 % der kognitive-behavioral behandelten Patienten panikanfallsfrei (kombinierte Behandlung: 42.9 %, progressive Muskelrelaxation: 35.7 %). Margraf et al. (1993) faßten vier bisher unveröffentlichte neue kognitiv-verhaltenstherapeutische Behandlungsstudien zusammen, die an unterschiedlichen Zentren in USA, England und Deutschland durchgeführt wurden. In allen Studien wurde übereinstimmend gefunden, daß die Behandlung ca. 80 % der behandelten Patienten panikanfallsfrei machte und zu substantiellen Verbesserungen in allgemeiner Ängstlichkeit, panikrelevanten Kognitionen, Depression und phobischem Vermeidungsverhalten führte. Darüber hinaus erwiesen sich die erzielten Therapieerfolge in sämtlichen Katamnesen (Dauer: zwei bzw. drei Jahre) als stabil.

80 % der Patienten sind panikanfallsfrei

In einer *Metaanalyse* untersuchten Clum et al. (1993) die Effektivität von psychologischer und pharmakologischer Behandlung für Patienten mit Panikstörung mit oder ohne Agoraphobie. Nach der Zusammenschau von insgesamt 47 Studien kommen sie zu folgendem Ergebnis: „Der derzeitige Ergebnisstand, der auf einer eingeschränkten Datenlage basiert, zeigt, daß kognitiv-verhaltenstherapeutische Programme[8] und Reizüberflutung oder Konfrontation die Behandlungsmethode der Wahl darstellen" (Clum et al., 1993, S. 324, Übersetzung durch die Autoren). Sie kommen darüber hinaus zu dem Schluß, daß mit Einschränkung als pharmakologische Behandlung Antidepressiva einzusetzen sind, wobei durch die Nebenwirkungen von Antidepressiva mit hohen Abbrecherraten zu rechnen ist. Die folgende Tabelle 7 gibt einen Überblick über die von Clum et al. (1993) berechneten Effektstärken für die einzelnen Behandlungsformen im Vergleich zu Placebo und keiner Behandlung.

8 Hierunter fassen die Autoren kognitive Therapie und Muskelrelaxations-Trainings zusammen. Zu beachten ist, daß in diesen Programmen auch Anleitungen zur Konfrontation gegeben werden.

Tabelle 7:
Effektstärken psychologischer und medikamentöser Behandlung

	Art der Kontrollbedingung			
	Placebo oder psychologische Kontrollbedingung		Keine Behandlung	
Behandlungsart	Anzahl der Vergleiche	Durchschnittliche Effektstärke	Anzahl der Vergleiche	Durchschnittliche Effektstärke
Antidepressiva	5	.82		
Hoch potente Benzodiazepine	4	.29	1	.55
Andere Medikamente	3	.44		
Reizüberflutung	3	1.36	1	.39
Kognitiv-verhaltenstherapeutische Programme	4	1.41	6	.83
Kombination	8	1.09		
Alle Behandlungen kombiniert	28	.88	8	.74

Die Tabelle zeigt eine klare Überlegenheit von kognitiv-verhaltenstherapeutischen Programmen und der Methode der Reizüberflutung. Mit etwas Abstand folgen die Kombination von psychologischer und pharmakologischer Behandlung und dann erst die verschiedenen pharmakologischen Behandlungsansätze.

Verhaltenstherapie pur ist am besten

Die Kombination von Verhaltenstherapie mit pharmakologischer Behandlung wirkt sich ungünstig auf den Therapieerfolg bei Patienten mit Panikstörung und Agoraphobie aus. Marks et al. (1993) konnten in einer Behandlungsstudie bei Patienten mit Panikstörung und Agoraphobie zeigen, daß sich durch die Kombination von Konfrontation mit Alprazolam, einem Benzodiazepin, der Therapieerfolg nach Absetzen der Medikamente signifikant verschlechterte (43 Wochen Follow-up). In der Therapiebedingung „Konfrontation mit Placebo" blieben hingegen die Therapieeffekte zum Follow-up Zeitpunkt stabil. Eine weitere Analyse der Therapiedaten ergab, daß Patienten, die den Therapieerfolg auf die Medikamenteneinnahme attribuierten und wenig Zuversicht bzgl. eigener Bewältigungsmöglichkeiten äußerten, stärkere Entzugssymptome und

Kombination von psychologischer und pharmakologischer Behandlung ist langfristig schlechter

eine stärkere Abnahme der unter Medikamenteneinnahme erreichten Therapieeffekte zeigten als Patienten, die die Therapieeffekte auf die eigenen Bemühungen während der Therapie attribuierten. Diese Ergebnisse machen noch einmal deutlich, daß ein langfristiger Therapieerfolg nur erreicht werden kann, wenn der Patient die Überzeugung gewinnt, die Angst selbst bewältigen zu können, ohne dabei auf weitere Hilfsmittel zurückgreifen zu müssen.

4.4 Varianten der Methode und Kombinationen

Phobiebehandlung bei Kindern

In der Behandlung von Phobien im Kindesalter sind noch viele Fragen offen. Angesichts der wenigen empirischen Studien ist es derzeit nicht möglich einzuschätzen, in welchen Altersstufen und unter welchen familiären Bedingungen welche Vorgehensweise am besten ist. Jedoch deutet sich an, daß auch bei Kindern die Konfrontationsverfahren am erfolgreichsten sind. Wohl aus dem Wunsch heraus, die Kinder nicht allzu sehr zu belasten, wird in der Angstbehandlung bei Kindern meist ein graduelles Vorgehen gewählt. Es liegen jedoch Studien vor, die ähnlich wie bei den Erwachsenen auf eine Überlegenheit von massierter Konfrontation hindeuten (Schneider et al., 1993).

Einbezug der Bezugsperson

Bei der Angstbehandlung von Kindern sollten die Eltern und andere wichtige Bezugspersonen unbedingt mit einbezogen werden. Neben der genauen Instruktion der Eltern, wie sie auf die Ängste des Kindes reagieren sollen, sollten die Eltern auch im Hinblick auf das Vorliegen eigener klinischer Ängste untersucht werden. Windheuser et al. (1977) fanden, daß die Behandlung ängstlicher Mütter den Erfolg der Angstbehandlung des Kindes zusätzlich verbesserte.

Komorbidität mit Blut-, Spritzen- und Verletzungsphobie

Ein Teil der Patienten mit Panikstörung und/oder Agoraphobie weist zusätzlich eine Blut-, Spritzen- oder Verletzungsphobie auf, die mit Ohnmachtsanfällen einhergeht. Bei diesen Patienten hat es sich bewährt, zusätzlich zu der gezielten Behandlung der Panikanfälle und Agoraphobie Strategien zum Umgang mit den Ohnmachtsanfällen zu vermitteln. Um die Ohnmacht zu verhindern, wird eine Behandlungsmethode eingesetzt, die sich direkt auf die physiologische Reaktion während der Ohnmacht richtet. Diese Methode wird als „Applied Tension" (angewandte Anspannung, Öst 1996) bezeichnet und besteht aus einer Kurzintervention von 5 Stunden. Zunächst

Applied Tension

erlernt der Patient die Anspannungstechnik. Hierbei wird er aufgefordert, die großen Skelettmuskeln (Arme, Brust und Beine) anzuspannen und die Anspannung für 15-20 Sekunden zu halten und sie dann wieder zurückzunehmen. Danach wird der Patient mit Dias konfrontiert, die Ohnmachtsanfälle auslösen können. Er wird dabei aufgefordert, bei den ersten Anzeichen einer drohenden Ohnmacht (kalter Schweiß auf Stirn, Ohrensausen, bestimmtes Empfinden im Magen etc.) die Anspannungstechnik anzuwenden. Die Übungen werden mehrmals wiederholt und zunehmend in verschiedenen realen Situationen durchgeführt. Eine genauere Beschreibung des Vorgehens befindet sich bei Öst (1996).

Anwendung bei anderen Angststörungen

Die in diesem Band dargestellten Behandlungsmethoden können mit wenigen Modifikationen auch auf andere Angststörungen übertragen werden. So kommen Konfrontationsverfahren in der Behandlung von spezifischen Phobien (Öst, 1996), Sozialphobien (Juster et al., 1996), Zwangssyndrom (Salkovskis & Kirk, 1996) und generalisiertem Angstsyndrom (Turowsky & Barlow, 1996) zur Anwendung. Kognitive Verfahren wie sie für die Behandlung der Panikstörung beschrieben wurden, können bei der Behandlung von Sozialphobien und generalisiertem Angstsyndrom genutzt werden.

Spezifische und Sozialphobie

Das konfrontative Vorgehen in der Behandlung von Spezifischen und Sozialphobien unterscheidet sich kaum von dem oben beschriebenen Behandlungsprogramm bei Agoraphobien. Auch hier werden angstbesetzte Situationen so lange aufgesucht bis es zu einer zumindest leichten Angstreduktion in der phobischen Situation kommt. Bei Sozialphobien muß jedoch vor der Konfrontation insbesondere mit Leistungssituationen abgeklärt werden, ob die Betroffenen überhaupt in der Lage sind, die geforderte Leistung (z. B. eine Rede halten) auszuführen. Zusätzlich sollten die typischen irrationalen Überzeugungen von Sozialphobikern (z. B. „Im Restaurant beobachten mich alle“) anhand eines sokratischen Dialogs korrigiert werden (vgl. Korrekturschema).

4.5 Probleme bei der Durchführung

Das größte Problem der massierten Reizkonfrontation könnte die Akzeptanz sein. In verschiedenen Studien lehnen 10 % (Deutschland) oder sogar 20–25 % (USA) der Patienten die Therapie ab, während beim graduellem Vorgehen die Ablehnungsquote geringer zu sein scheint. Die Ablehnerquote scheint unserem Eindruck nach stark von der Vorbereitung des Patienten auf die Konfrontation abhängig zu sein (vgl. hierzu Vorbereitung von Konfrontationsübungen). Bei manchen Patienten ist es daher auch durchaus sinnvoll, den ersten Teil der Therapie v. a. dem Aufbau einer tragfähigen und vertrauensvollen Therapeut-Patient-Beziehung zu widmen, und erst im Anschluß daran, die eigentliche Angstbehandlung zu beginnen.

Abrechungsmöglichkeiten mit Krankenkassen

Lange Zeit war die Durchführung von massierten Konfrontationstherapien durch die Beschränkungen in den Abrechnungsmöglichkeiten mit den Krankenversicherungen erschwert. So durfte eine bestimmte wöchentliche Maximal-Stundenzahl bei Verhaltenstherapien nicht überschritten werden. Seit 1993 liegt jedoch ein Beschluß der Kassenärztlichen Bundesvereinigung (KBV) vor, der es ermöglicht bis zu 15 Stunden für Exposition in vivo innerhalb von 1 oder 2 Wochen durchzuführen und abzurechnen. Voraussetzung dafür ist die in einem Antrag auf Langzeittherapie dargestellte Notwendigkeit zur Durchführung dieser Methode (Hand, 1993). Darüber hinaus ist es auch möglich, massierte Konfrontationstherapien im Rahmen der Kostenerstattungsverfahren mit den Krankenversicherungen abzurechnen.

Erfolgreiche Behandlung ohne Anwendung

Angesichts der eindeutigen Befundlage sind die Ergebnisse zur tatsächlichen Versorgung besonders bedrückend. Immer wieder muß festgestellt werden, daß viele Patienten und leider auch professionelle Kräfte des Gesundheitswesens nicht genügend über diese effektiven Behandlungsmethoden informiert sind. In den USA fanden Taylor et al. (1989), daß von 794 Patienten mit Panikanfällen (mit und ohne Agoraphobie) nur 4 % eine verhaltenstherapeutische Behandlung erhalten hatten. Nur bei 2.6 % der Patienten mit Vermeidungsverhalten war eine Konfrontationstherapie durchgeführt worden. Wir mußten ähnliche Zahlen in einer noch unveröffentlichten Studie an fast 400 Patienten in Deutschland registrieren. Die an klinischen Stichproben gewonnenen Ergebnisse werden unterstützt von einer repräsentativen Bevölkerungserhebung an rund 3000 Personen in Ost- und Westdeutschland. Hier fanden wir, daß von den 40 % aller Personen mit Angststörungen, die überhaupt eine Behandlung erhalten hatten, nur etwa jeder Hunderste eine Verhaltenstherapie (egal welcher Art) bekommen hatte. Diese Befunde zeigen, daß nicht nur die Entwicklung immer besserer Therapieverfahren, sondern auch die Verbreitung der bereits verfügbaren Methoden für die angemessene Behandlung von Panikstörungen und Agoraphobien dringend erforderlich ist.

5 Weiterführende Literatur

Bartling, G., Fiegenbaum, W. & Krause, R. (1980). *Reizüberflutung.* Theorie und Praxis. Stuttgart: Kohlhammer.

Kasper, S. & Möller, H.-J. (Hrsg.) (1995). *Angst und Panikerkrankungen.* Jena: Gustav-Fischer-Verlag.

Margraf, J. & Schneider, S. (1990). *Panik – Angstanfälle und ihre Behandlung.* (2. Aufl.) Berlin: Springer. (Überarbeitete Neuauflage in Vorbereitung).

Marks, I. (1987). *Fears, Phobias, and Rituals.* Panic, Anxiety, and their Disorders. New York: Oxford University Press.

6 Literatur

American Psychiatric Association (1980). *Diagnostic and Statistical Manual of Mental Disorders, Third Edition* (DSM-III). Washington, D. C.: American Psychiatric Press.

Barlow, D. H., Craske, M. G., Cerny, J. A. & Kosko, J. S. (1989). Behavioral treatment of panic disorder. *Behavior Therapy, 20*, 261-282.

Bartling, G., Echelmeyer, L., Engberding, M. & Krause, R. (1992). *Problemanalyse im therapeutischen Prozeß. Leitfaden für die Praxis.* Stuttgart: Kohlhammer.

Bartling, G., Fiegenbaum, W., & Krause, R. (1980). *Reizüberflutung. Theorie und Praxis.* Stuttgart: Kohlhammer.

Bregman, E. O. (1934). An attempt to modify the emotional attitudes of infants by the conditioned response technique. *Journal of genetic psychology, 45*, 169-198.

Chambless, D. L., & Gillis, M. M. (1993). Cognitive Therapy of anxiety disorders. *Journal of consulting and clinical psychology, 61* (2) 248- 260.

Clark, D. M. (1994). Cognitive therapy for panic disorder. In B. E. Wolfe & J. D. Maser (Eds.), *Treatment of panic disorder: A consensus development conference.* Washington/ DC.: American Psychiatric Press.

Clum, G. A. (1989). Psychological interventions vs. drugs in the treatment of panic. *Behavior Therapy, 20*, 429-457.

Clum, G. A., Clum, G. A. & Surls, R. (1993). A meta-analysis of treatments for panic disorder. *Journal of Consulting and Clinical Psychology, 61*, 317-326.

Ehlers, A. & Margraf, J. (1989). Etiological models of panic - medical and biological aspects. In R. Baker (Ed.), *Panic Disorder: Research and Therapy.* London: Wiley.

Ehlers, A., & Margraf, J. (1989). The psychophysiological model of panic attacks. In P. M. G. Emmelkamp, W. T. A. M. Everaerd, F. Kraaimaat, & M. J. M. Van Son (Eds.), *Fresh Perspectives on Anxiety Disorders.* Amsterdam: Swets & Zeitlinger.

Ehlers, A., Margraf, J. & Chambless, D. (1993). *Fragebogen zu körperbezogenen Ängsten, Kognitionen, und Vermeidung (AKV).* Weinheim: Beltz.

Emmelkamp, P. M. G. (1994). Behavior therapy with adults. In A. E. Bergin & S. L. Garfield (Eds.), *Handbook of psychotherapy and behavior change.* New York: Wiley.

Foa, E. B., & Kozak, M. J. (1986). Emotional processing of fear: Exposure to corrective information. *Psychological Bulletin, 99*, 20-35.
Ghosh, A. & Marks, I. (1987). Self-directed exposure for agoraphobia: A *Controlled trial. Behavior Therapy, 18,* 3-16.
Goldstein, A., & Chambless, D. (1978). A reanalysis of agoraphobia. *Behavior therapy, 9*, 47- 59.
Goldstein, A. J., & Chambless, D. L. (1978). A reanalysis of agoraphobia. *Behavior Therapy, 9*, 47-59.
Grawe, K. & Braun, U. (1994). Qualität in der Psychotherapiepraxis. *Zeitschrift für Klinischen Psychologie, 23*, 242-267.
Grawe, K., Donati, R. & Bernauer, F. (1994). *Psychotherapie im Wandel.* Von der Konfession zur Profession. Göttingen: Hogrefe.
Hand, I. (1993). Aktuelle Information zu Kassenleistungen bei Exposition in vivo. *Verhaltenstherapie, 3*, 141.
Hollon, S. & Beck, A. T. (1994). Cognitive and cognitive-behavioral therapies. In A. E. Bergin & S. L. Garfield (Eds.), *Handbook of psychotherapy and behavior change.* New York: Wiley.
Juster, H. R., Brown, E. J. & Heimberg, R. G. (1996). Sozialphobie. In J. Margraf (Hrsg.). *Lehrbuch der Verhaltenstherapie.* Berlin: Springer.
Margraf, J. (1994). *Mini-DIPS. Diagnostisches Kurzinterview bei psychischen Störungen.* Berlin: Springer.
Margraf, J. (Hrsg.) (1996). *Lehrbuch der Verhaltenstherapie.* Berlin: Springer.
Margraf, J., Barlow, D. H., Clark, D. M., & Telch, M. J. (1993). Psychological treatment of panic: Work in progress on outcome, active ingredients, and follow- up. *Behavioral research therapy, 31* (1) 1-8.
Margraf, J., Ehlers, A. & Roth, W. T. (1987). Panic attack associated with perceived heart rate accelaration: A case report. *Behavior Therapy, 18,* 84-89.
Margraf, J., & Schneider, S. (1990). *Therapie und Verlaufsprognose von Panikanfällen.* (Zwischenbericht zum DFG-Projekt Ma 1116/1-1 bis 1-4. Universität Marburg, Fachbereich Psychologie).
Margraf, J. & Schneider, S. (1992). Therapeutische Beziehung und Therapieerfolg bei Angststörungen. In J. Margraf & J. C. Brengelmann (Hrsg.), *Die Therapeut-Patient-Bezeihung in der Verhaltenstherapie.* München: Gerhard Röttger.
Margraf, J., Schneider, S. & Ehlers, A. (1994). *Diagnostisches Interview bei psychischen Störungen (DIPS).* Berlin: Springer.
Margraf, J., Schneider, S., Soeder, U., Neumer, S. & Becker, E. (1996). Diagnostisches Interview bei psychischen Störungen- Forschungsversion (F-DIPS). *Unveröffentliches Manual.* Technische Universität Dresden.
Marks, I. M. (1987). Agoraphobia, panic disorder and related conditions in the DSM-III-R and ICD-10. *Journal of Psychopharmacology, 1*, 6-12.
Marks, I. M. (1987). Behavioral aspects of panic disorder. *American Journal of Psychiatry,* 144, 1160-1165.
Marks, I. M. (1987). Behavioural psychotherapy in general psychiatry. Helping patients to help themselves. *British Journal of Psychiatry,* 150, 593-597.
Marks, I. M. (1987). Comment on S. Lloyd Williams' *„On Anxiety and Phobia"*. Journal of Anxiety Disorders, 1, 181-196.
Marks, I. M. (1987). *Fears, Phobias, and Rituals.* New York: Oxford University.
Marks, I. M. (1987). *Ineffectiveness of cognitive therapy in phobic and obsessive-compulsive disorders.* Paper presented at the 17th Meeting of the European Association of Behaviour Therapy.

Marks, I. M. (1987). The development of normal fear: A review. Journal of Child Psychology and Psychiatry, 28, 667-697.
Marks, I. M. & Mathews, A. M. (1979). Brief standard self-rating for agoraphobics. *Behavior Research and Therapy, 17*, 263-267.
Marks, I. M., Swinson, R. P., Basoglu, M., Kuch, K. et al. (1993). Alprazolam and exposure alone and combined in panic disorder with agoraphobia: A controlled study in London and Toronto. *British Journal of Psychiatry, 162*, 776-787.
Mowrer, O. H. (1960). *Learning Theory and Behavior.* New York: Wiley.
Öst, L. G. (1996). Spezifische Phobien. In J. Margraf (Hrsg.). *Lehrbuch der Verhaltenstherapie*. Berlin: Springer.
Perkonigg, A. & Wittchen, H. U. (1995). Epidemiologie von Angststörungen. In S. Kasper & H.-J. Möller (Hrsg.), *Angst und Panikerkrankungen*. Jena: Gustav Fischer.
Reiss, S., & McNally, R. J. (1985). Expectancy model of fear. In S. Reiss & R. R. Bootzin (Eds.), *Theoretical Issues in Behavior Therapy* (S. 107-121). New York: Academic Press.
Salkovskis, P.M. & Kirk, J. (1996). Zwangssyndrome. In J. Margraf (Hrsg.). *Lehrbuch der Verhaltenstherapie*. Berlin: Springer.
Schneider, S., Florin, I. & Fiegenbaum, W. (1993). Phobien. In H.-C. Steinhausen & M. von Aster (Hg.), *Handbuch Verhaltenstherapie und Verhaltensmedizin bei Kindern und Jugendlichen*. Weinheim: Beltz.
Schneider, S. & Margraf, J. (1994). Kognitive Verhaltenstherapie bei Angstanfällen und Agoraphobien. In M. Hautzinger (Hrsg.), *Kognitive Verhaltenstherapie bei psychiatrischen Erkrankungen*. München: Quintessenz.
Schulte, D. (1976). *Diagnostik in der Verhaltenstherapie*. München: Urban & Schwarzenberg.
Schulte, D. (1991). *Therapeutische Entscheidungen*. Göttingen: Hogrefe.
Schulte, D. (1992). Reizkonfrontation: Standardtherapie nur für Standardpatienten? *Verhaltenstherapie, 2*, 335-338.
Schulte, D. (1996). *Therapieplanung*. Göttingen: Hogrefe.
Schwarzer, A. (1993). *Eine tötliche Liebe- Petra Kelly und Gert Bastian*. Köln: Kiepenheuer & Witsch.
Seligman, M. E. P. (1971). Phobias and preparedness. *Behavior Therapy, 2*, 307-320.
Strian, F., Jacobi, C. & Margraf, J. (1996). Somatische Differentialdiagnose. In J. Margraf (Hrsg.). *Lehrbuch der Verhaltenstherapie*. Berlin: Springer.
Taylor, C. B., King, R. J., Margraf, J., Ehlers, A., Telch, M. J., Roth, W. T. & Agras, W. S. (1989). Use of medication and in vivo exposure in volunteers for panic disorder research. *American Journal of Psychiatry, 146*, 1423-1426.
Turowsky, J. & Barlow, D. H. (1996). Generalisiertes Angstsyndrom. In J. Margraf (Hrsg.). *Lehrbuch der Verhaltenstherapie*. Berlin: Springer.
Valentine, C. W. (1930). The innate bases of fear. *Journal of Genetic Psychology, 37*, 394-420.
Watson, J. B., & Rayner, R. (1920). Conditioned emotional reactions. *Journal of Experimental Psychology, 3*, 1-15.
Windheuser, H. J. (1977). Anxious mothers as models for coping with anxiety. *Behavioral Analysis and Modification, 2*, 39-58.
Wittchen, H. U. (1991). Der Langzeitverlauf unbehandelter Angststörungen: Wie häufig sind Spontanremissionen? *Verhaltenstherapie, 1*, 273-282.
Wittchen, H.- U., Wunderlich, U., Gruschwitz, S. & Zaudig, M. (1997). *Strukturiertes Klinisches Interview für DSM-IV, Achse-I (SKID-I)*. Göttingen: Hogrefe.

7 Anhang

Name: ______________________ Datum ______________

Zielerreichungsskala (GAS)

Instruktion für den Zeitpunkt vor Beginn der Therapie:

Die folgende Skala dient dazu, die individuellen Therapieziele der Patientin bzw. des Patienten festzustellen und zu überprüfen, inwieweit diese Ziele erreicht werden. Bitte schreiben Sie im folgenden die Behandlungsziele der Patientin bzw. des Patienten auf. Bis zu 10 verschiedene Ziele können definiert werden. Notieren Sie bitte für jedes Ziel den gewünschten Endzustand ebenso wie den derzeitigen Zustand so konkret wie möglich (d.h. beide Zustände sollten an möglichst objektiven Kriterien feststellbar sein).

Beispiel 1:

Ziel:	keine Angstanfälle mehr haben.
Ausgangszustand:	4 Anfälle pro Woche
gewünschter Endzustand:	0 Anfälle pro Woche

Beispiel 2:

Ziel:	alleine Autofahren zu können.
Ausgangszustand:	kann nur in Begleitung fahren
gewünschter Endzustand:	kann allein bis Frankfurt auf der Autobahn fahren

Instruktion für den Zeitpunkt nach Beginn der Therapie:

Bitte lassen Sie die Patientin bzw. den Patienten im folgenden für jedes der Behandlungsziele den Grad der Zielerreichung einstufen. Nehmen Sie bitte unabhängig davon ebenfalls die gleiche Einstufung vor. Benutzen Sie dazu bitte folgende Skala von 1-6:

6 = Ziel 100 % erreicht
5 = Ziel 75 % erreicht
4 = Ziel 50 % erreicht
2 = Ausgangszustand beibehalten
1 = Verschlechterung

Ziel 1: ____________________

Ausgangszustand: ____________________________________

____

____

Gewünschter Endzustand: ______________________________

____

____

Grad der Zielerreichung (1-6) __________ **(Patient/in)**

__________ **Therapeut/in**

Ziel 2: ____________________

Ausgangszustand: ____________________________________

____

____

Gewünschter Endzustand: ______________________________

____

____

Grad der Zielerreichung (1-6) __________ **(Patient/in)**

__________ **Therapeut/in**

(nach Margraf & Schneider, 1990)

Ärztliches Zeugnis (P)

Patient(in):	Untersuchender Arzt:
Vor- und Zuname:__________________	
geboren am:__________ in:__________	
Anschrift:____________________	
____________________________	(Stempel)

1.	Vorgeschichte		
	Hatte d. Pat. Unfälle oder Krankheiten, die möglicherweise in Zusammenhang mit seiner/ihrer psychischen Erkrankung stehen?	❑ nein	❑ ja
	Falls ja: welche?		
2.	Daten zur Person:	Größe: _____ cm, Gewicht: _____ kg PR _____ /_____ mm HG Puls: _____ Schläge in der Minute Urin: E _____, Z _____, Sed _____	
3.	Machte d. Pat. den Eindruck eines gesunden Menschen?	❑ ja	❑ nein
4.	Bestehen Mißbildungen, Formfehler, Erkrankungen oder Folgen von Verletzungen an Knochen, Gelenken, Muskeln, Sehnen oder der Haut?	❑ nein	❑ ja, folgende:
5.	Bestehen Krankheiten des Nervensystems (Verhalten der Reflexe, Lähmungen, Epilepsie, Schwindel, Störungen des Gefühlssinns, des Geruchssinns usw.)?	❑ nein	❑ ja, folgende:
6.	Bestehen Krankheiten des Herzens oder des Gefäßsystems?	❑ nein	❑ ja, folgende:
7.	Bestehen Krankheiten der Atmungsorgane?	❑ nein	❑ ja, folgende:
8.	Liegt eine Nierenerkrankung vor?		
9.	Liegen Anzeichen einer Zuckererkrankung vor?	❑ nein	❑ ja, folgende:
	Falls ja: was ist bei einer Psychotherapie zu beachten?	❑ nein	❑ ja
10.	Liegen Anzeichen für eine schwere Bluterkrankung vor?	❑ nein	❑ ja

11. Medikamente

a) gegen psychische Symptome: Präparat / Dosierung:

Können die genannten Medikamente abgesetzt werden? ❑ nein ❑ ja

Wenn ja, in folgender Weise:

b) sonstige Medikamente (z. B. gegen chron. Erkrankung):

12. Besteht Medikamentenabhängigkeit? ❑ nein ❑ ja

Falls ja, ärztliche Anordnung des Entzuges,
Therapievorschlag:

13. Verdacht auf andere Abhängigkeiten (Alkohol, Drogen)? ❑ nein ❑ ja

Falls ja: welche?

14. Ist vor Abgabe einer abschließenden Beurteilung noch eine weiterführende fachärztliche Untersuchung erforderlich? ❑ nein ❑ ja

Falls ja: mit welcher Fragestellung?

15. Wurden Untersuchungen (z. B. Labor) durchgeführt, deren Befunde heute noch nicht vorliegen? ❑ nein ❑ ja

Falls ja: welche?

16. Sonstige Bemerkungen

Zusammenfassende Beurteilung

Medizinische Unbedenklichkeit:

❑ Aus ärztlicher Sicht bestehen keine Hinweise auf eine organische Verursachung der psychischen Beschwerden.

❑ Aus ärztlicher Sicht liegen Hinweise auf eine organische Verursachung der psychischen Beschwerden vor.
Es handelt sich dabei um folgende Ursachen:

____

Datum der Untersuchung — Stempel, Unterschrift des Arztes

Formular für den Hausarzt

VP-Nr. ______ Wo-Nr. ______

1. Kurzatmigkeit oder Atemnot; 2. Todesangst; 3. Herzklopfen, Herzrasen oder unregelmäßiger Herzschlag; 4. Schwitzen; 5. Erstickungs- oder Würgegefühle; 6. Schwindel, Benommenheit oder Schwächegefühl; 7. Angst, verrückt zu werden; 8. Schmerzen oder Beklemmungsgefühle im Brustkorb; 9. Zittern oder Beben; 10. Kribbeln oder Taubheit in Körperteilen; 11. Hitzewallungen oder Kälteschauer; 12. Übelkeit oder Magen/Darmbeschwerden; 13. Gefühle der Unwirklichkeit oder des Losgelöstseins; 14. Angst, die Kontrolle zu verlieren; 15. Andere Symptome

Datum (Mo): ______	1. Anfang/Ende	Angst (0-10)	Symptome	Erste Zeichen	Wo (E/U)?	Wer?	Was?	Gedanken	2. Anfang/Ende	Angst (0-10)	Symptome	Erste Zeichen	Wo (E/U)?	Wer?	Was?	Gedanken
Montag																
Dienstag																
Mittwoch																
Donnerstag																
Freitag																
Samstag																
Sonntag																

Datum (Mo): ______	3. Anfang/Ende	Angst (0-10)	Symptome	Erste Zeichen	Wo (E/U)?	Wer?	Was?	Gedanken	Durchschnittliche Angst (0-10)	Einschlafzeit (gestern)	Aufwachzeit (heute)
Montag											
Dienstag											
Mittwoch											
Donnerstag											
Freitag											
Samstag											
Sonntag											

Bitte sofort nach jedem Angstanfall eintragen. Wenn nötig, machen Sie zusätzliche Notizen auf der Rückseite.

Am Tagesende eintragen.

Marburger Angst-Tagebuch
(Margraf & Schneider, 1990)

Bitte tragen Sie jede Aktivität, für die Sie Ihre Wohnung oder Ihr Haus verlassen, gleich nach Ihrer Rückkehr ein. Wenn nötig, machen Sie zusätzliche Notizen auf der Rückseite.

Datum	
Zeit	Fortgegangen
	Zurückgekommen
Begleitung	Vertrauensperson
	Andere Person
	Alleine
Art der Aktivität	Arbeit/Ausbildung
	Einkaufen/Besorgungen
	Freunde/Verwandte
	Freizeitaktivitäten
	Fortbewegung/Transport
	Andere Aktivitäten
Maximale Angst (0-10)	
Angstanfall	Keiner
	Erwartet
	Unerwartet

VP-Nr. ______ Wo-Nr. ______

Marburger Aktivitäts-Tagebuch
(Margraf & Schneider, 1990)

Bestellung des Fragebogens AKV

Der AKV erfaßt verschiedene Aspekte der Symptomatik bei Patienten mit Angststörungen und mit psychosomatischen oder funktionellen Beschwerden. Durch die sinnvolle Kombination der 3 Fragebogen können interne Angstauslöser, die zentralen Befürchtungen des Patienten und das Muster des Vermeidungsverhaltens differenziert diagnostiziert werden. Der AKV eignet sich für Diagnostik, Therapieplanung und Erfolgskontrolle bei Patienten mit Ängsten und nicht organisch begründeten körperlichen Symptomen Screening für Paniksyndrom, Agoraphobie und somatoforme Beschwerden.

Bestellung des Interviews DIPS

Das DIPS erlaubt nicht nur eine Klassifikation psychischer Störungen, sondern erfaßt auch Informationen, die für die Planung und Durchführung psycho- bzw. verhaltenstherapeutischer Behandlungen notwendig sind. Die detaillierte Darstellung des diagnostischen Vorgehens und der Diagnosekriterien sowie Übungsfälle und ein Glossar psychischer Störungen vereinfachen die Anwendung des Interviews und machen es auch für Studenten und Weiterbildungskandidaten geeignet.

✂---✂

Bestellcoupon bitte kopieren und faxen an:

Testzentrale Göttingen
Robert-Bosch-Breite 25

D-37079 Göttingen

Tel: (05 51) 5 06 88-0/-14/-15
Fax: (05 51) 5 06 88-24
e-mail: testzentrale@hogrefe.de

Hiermit bestelle ich verbindlich ______ Exemplare von J. Margraf, S. Schneider und A. Ehlers (1994) zum Preis von DM 48,–:

DIPS Diagnostisches Interview bei psychischen Störungen.

(Handbuch, Interviewleitfaden und Protokollbogen)
Bestellnummer: 19 003 01

________ ____________________
Datum Unterschrift

Meine Adresse:

____

____

____

____